H.-W. Kirchhoff / P. Beckmann

REGULATIONSSTÖRUNGEN DES HERZENS UND KREISLAUFS

REGULATIONSSTÖRUNGEN DES HERZENS UND KREISLAUFS

Leistungsdiagnostik und Leistungstherapie

von

H.-W. KIRCHHOFF

und

P. BECKMANN

Mit 26 Abbildungen
und 15 Tabellen

19 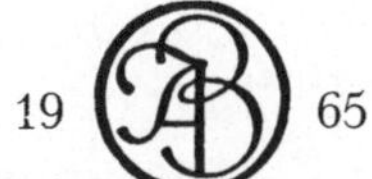 65

JOHANN AMBROSIUS BARTH · MÜNCHEN

Die Autoren:

Dr. med. Hans-Werner Kirchhoff
Facharzt für innere Medizin und Kinderkrankheiten
Kardiologe am Flugmedizinischen Institut
Fürstenfeldbruck/Obb.

Dr. med. Peter Beckmann
Facharzt für innere Krankheiten, Medizinaldirektor
Chefarzt der Anstalt für Gesundheitssicherung und Übungsbehandlung
der Landesversicherungsanstalt Unterfranken in Ohlstadt/Obb.

ISBN 978-3-540-79626-8 ISBN 978-3-642-88078-0 (eBook)
DOI 10.1007/978-3-642-88078-0

INHALT

EINLEITUNG

Eine Arbeit über die Symptomatologie, Diagnostik und Therapie der Regulationsstörungen des Kreislaufes und anderer Organsysteme vorzulegen, erscheint aus mehreren Gründen notwendig.

Einmal spielen heutzutage Regulationsstörungen oder ganz allgemein gesprochen »funktionelle Gesundheitsstörungen« in Klinik und Praxis eine zahlenmäßig große Rolle, die nach Statistiken mit einer Häufigkeit von 40 bis 80% angegeben wird. Zum anderen handelt es sich hierbei um Erkrankungen, die zu einem schweren Verlust an Arbeitskraft führen. Es ist nie exakt zu definieren, wann eine Regulationsstörung schon als Krankheit oder noch als Gesundheitsstörung anzusprechen ist. Die Übergänge sind fließend und schwer voneinander zu trennen. Entscheidendes Symptom ist die bei allen Formen nachweisbare *Leistungsminderung*, die sowohl für ihren Träger als auch für die allgemeine Volkswirtschaft eine erhebliche Belastung bedeutet. Wie soll ein Arbeiter, Beamter oder Angestellter seinen beruflichen Verpflichtungen nachkommen, wenn er durch die mannigfachen Symptome einer Regulationsstörung physisch oder psychisch behindert ist und nur unter großem Willenseinsatz seine Arbeit verrichten kann? Deshalb glauben wir, daß es notwendig ist, Regulationsstörungen als Krankheitsbilder zu bezeichnen und ihnen die gleiche Bedeutung zuzuerkennen wie organischen Krankheiten.

Die neuzeitliche Entwicklung auf dem Gebiet der Funktionsdiagnostik hat zu einer Reihe brauchbarer Leistungsprüfungen geführt, mit deren Hilfe sich einzelne Formen dieser Krankheiten abgrenzen lassen und eine Objektivierung des Leistungsstandes sowie einer möglichen Leistungsminderung gestatten. Erst eine exakte Diagnostik dieser Art läßt eine begründete Therapie zu. *Leistungsdiagnostik* und *Leistungstherapie* werden bewußt nebeneinander gestellt, um zu zeigen, wie sehr eine verbesserte Diagnostik das Verständnis für eine rationelle Therapie erleichtert.

Die Behandlung der Regulationsstörungen geht in der Praxis gewöhnlich nach einer Schablone vor sich, die sich auf medikamentöse Verordnungen beschränkt. Das entspricht in der Regel dem Wunsch des Patienten und dem Stil der kurativen Medizin.

Wir werden vorzugsweise die *Möglichkeiten übender Verfahren* besprechen, denen in der Behandlung der Leistungsminderung großer Wert zuzumessen ist. Derartige Verfahren werden allgemein der präventiven oder rehabilitativen Medizin zugerechnet. In der Behandlung der Regulationsstörungen haben sie den Charakter unmittelbarer Heilmaßnahmen. Nicht immer sind es dabei Verordnungen, die auf eine muskuläre Leistungssteigerung abzielen. Häufiger muß durch Übungen, z. B. im Sinne des autogenen Trainings nach I. H. SCHULTZ, durch Entspannungsübungen, Atemübungen usw. zuerst ein Normalzustand der gestörten Regulationsmechanismen hergestellt werden, bevor man mit Übungen zur Steigerung der muskulären Leistung beginnt. Auch Verfahren der physikalischen Medizin, der Psychotherapie sowie der Terrainkur bieten neue und befriedigende Möglichkeiten einer zweckmäßigen Behandlung. Zusammen mit medikamentösen Therapiemaßnahmen ist hier ein echter Fortschritt erzielt worden.

Dieser Fortschritt wurde durch die Einrichtung einer Reihe spezieller Kuranstalten durch Sozialversicherungsträger, karitative Verbände und Großfirmen und eine entsprechende Gesetzgebung ermöglicht. G. WAHL, Geschäftsführer der LVA Unterfranken, leistete hier entscheidende Vorarbeit zur Entwicklung der notwendigen präventiven und rehabilitativen Behandlungsmaßnahmen. Von seiten der Sportmedizin wurde das Thema von REINDELL, NÖCKER, HOLLMANN, MELLEROWICZ u. a. aufgegriffen, DELIUS, RAAB, BROGLIE, HALHUBER und SCHAEFER bearbeiteten das Problem aus der Sicht des Internisten bzw. Physiologen. Auch in anderen Staaten entstanden Arbeitszentren zur Behandlung und zur weiteren wissenschaftlichen Erforschung der Leistungsminderung. Damit wurden Grundlagen geschaffen, die heute eine breite Bearbeitung des Themas ermöglichen.

I. DIE REGULATIONSSTÖRUNGEN

1. Begriff und Problematik

»Regulationsstörungen sind häufige, oft unbeständige, manchmal harmlose Beeinträchtigungen der Gesundheit, die durch eine besonders geartete Gemeinsamkeit und Verflechtung teils objektivierbarer, teils nur subjektiv manifestierter Leistungs-, Befindens- oder Verhaltensstörungen gekennzeichnet sind. Während vielgestaltige Regional- und Organgefühle eine große Rolle spielen, gehören Organschädigungen ebensowenig zum Wesen der Regulationsstörung wie spezifische psychopathologische Merkmale.«

L. DELIUS

Die Definition der Regulationsstörung von L. DELIUS (3), die wir an den Anfang unserer Ausführungen stellen, weist auf alle Schwierigkeiten hin, mit denen wir uns bei unseren Untersuchungen auseinanderzusetzen haben. Wir haben es nicht — wie gewohnt — mit den klaren Tatbeständen klassischer Krankheiten zu tun, mit im Regelfall gleichen Abläufen, gleichen diagnostischen Befunden, gleichen pathologischen Veränderungen, kaum etwas scheint hier zu einer vergleichbaren, unmittelbar beeinflussenden Therapie zu zwingen.

Regulationsstörungen drängen sich in alle Bereiche der Medizin. Beklagt von Patienten aller Altersstufen, sind es flüchtige oder auch langzeitige Erscheinungen, die in der heutigen Zeit ein besonderes Problem darstellen und die allgemeine Volksgesundheit in erheblichem Maße belasten.

Wenn wir den Ausdruck »Regulationsstörung« verwenden, so geschieht es nicht in der Absicht, andere Bezeichnungen für ein gleiches Krankheitsgeschehen durch diese Bezeichnung zu ersetzen. So wie wir uns auf L. DELIUS beziehen, könnten wir es ebenso mit Th. v. UEXKÜLL (11) halten, der an den Beginn einer Betrachtung über das »sog. funktionelle Syndrom in psychosomatischer Sicht« folgende Definition stellt: »Ihr klinisches Krankheitsbild besteht aus Beschwerden, die nach Zusammensetzung und Intensität von Fall zu Fall sehr stark wechseln und die von relativ genau lokalisierbaren körperlichen Symptomen wie Kopf-, Magen- oder Herzschmerzen bis zu vagen Gefühlen eines Bedrücktseins reichen. Diese Gefühle gehen wieder ohne feste Grenzen in rein seelisch empfundene Spannungszustände wie Angst, Unruhe oder Unlust über. Der proteusartige Charakter wird noch durch die Neigung der Beschwerden betont, sich von Situation zu Situation zu wandeln (Symptomwandel). Auch dort, wo sich relativ profilierte Beschwerdebilder abgrenzen lassen, gibt es vielfältige Übergänge und Überschneidungen.«

KRAUS und RAAB (7) haben mit Sicht auf eine wesentliche Ursache dieser Krankheitsbilder und Funktionsstörungen, wohl auch in Hinsicht auf die wahrscheinlich zweckmäßigste Therapie, einen Teil dieser Gesundheitsstörungen, mit denen wir uns zu beschäftigen haben, als »Hypokinetic Disease« bezeichnet, was mit »Erkrankungen durch Bewegungsmangel« übersetzt wird. So werden Begriffe geprägt und Definitionen gebraucht, die die Schwierigkeiten charakterisieren, vor die sich der Arzt heute gestellt sieht. Der Grund für die Schwierigkeit, eine klare Begriffsbestimmung mit allgemeiner Verbindlichkeit für die Regulationsstörungen zu erarbeiten, liegt nicht nur in der Möglichkeit der unterschiedlichen wissenschaftlichen Aspekte begründet, er liegt schon in der Gegebenheit, daß es nicht einmal möglich ist, klar zu definieren, wann eine Regulationsstörung den Charakter einer Krankheit gewinnt. H. SCHAEFER (10) hat erst vor kurzem darauf hingewiesen, wie schwer es ist, die Grenze der Krankheit zu erkennen. Zu oft erschwert die Einstellung des einzelnen Menschen zu den durch Regulationsstörungen hervorgerufenen Beschwerden die Entscheidung, ob hier eine Krankheit besteht oder nicht. Der eine fühlt sich bei Auftreten bestimmter objektiver Veränderungen, die zu Regulationsstörungen führen, krank, der andere mißt den gleichen Veränderungen oder deren Folgen keine Bedeutung bei.

Viele Schädigungsmöglichkeiten können eine Regulationsstörung verursachen. Die Frage ist, wie sich der einzelne Mensch mit diesen Schädigungsmöglichkeiten auseinandersetzt, und vor allem, wie DELIUS (3) hervorhebt, ob dieser Auseinandersetzung ein einheitliches endogenes Gestaltungsprinzip zugrunde liegt.

Unser Wissen um diese Zusammenhänge ist zur Zeit noch gering; wir wissen z. B. noch nicht, warum es bei dieser oder jener Schädigungsmöglichkeit, sei es einer bestimmten Stress-Situation, sei es durch Einwirkung bestimmter Einwirkungen, zu einer Beeinträchtigung oder gar zum Versagen einzelner Regulationsmechanismen, d. h. einer Regulationsstörung, kommt. Wir wissen nicht, wann und warum Regulationsstörungen in echte organische Schäden übergehen, aber wir wissen, daß das, was wir als Regulationsstörung bezeichnen, Beginn einer Krankheit im VIRCHOWschen Sinne sein kann.

Wir vermeiden, dem Begriff »Regulationsstörung« den Vorsatz »nervös«, »vegetativ« oder »funktionell« zu geben. Der Vorsatz »nervös« berücksichtigt die Möglichkeit der Einwirkung hormoneller, psychischer resp. emotionaler Faktoren unzureichend. Eine zu starke Betonung des Vegetativums verbietet die Ambivalenz des sympathischen bzw. parasympathischen Nervensystems.

Es wäre nur mit einem gewissen Zwang möglich, die unterschiedliche Symptomatik nur dem Sympathikus oder nur dem Vagus zuzuordnen. Auch für den Vorsatz »funktionell« läßt sich eine Einschränkung machen, wissen wir doch, daß sich auch bei organischen Krankheiten Symptome aufzeigen lassen, die parallel zu rein funktionellen Beschwerden zu setzen sind. Es ist die Frage, ob der Ausdruck funktionell nicht zu sehr zur Voraussetzung hat, daß ein bestimmtes pathologisch-anatomisches Substrat fehlt, denn Funktions- oder Regulationsstörungen sollen nicht auf anatomischen Veränderungen beruhen. Das ist aber eine bis jetzt unbewiesene Voraussetzung.

Es wäre durchaus denkbar, daß geringe strukturelle Veränderungen in der Zelle oder biochemische Vorgänge durch besondere Untersuchungsverfahren nachweisbar sein könnten. Der Faktor der Anlage, die sogenannte Organminderwertigkeit, sollte nicht übersehen und nicht außer acht gelassen werden, obwohl es bis jetzt schwierig ist, diesem Punkt Rechnung zu tragen. Dennoch werden auch wir den Ausdruck »funktionell« benutzen, da er im Schrifttum ständig verwendet wird. Die genannte Einschränkung muß aber immer bedacht werden.

Wenn wir den Ausdruck »Regulationsstörung« als *Begriff* bevorzugen, so auch deshalb, weil wir in der Lage sind, durch Anwendung bestimmter Funktionsprüfungen gewisse Störungen in der Regulation einzelner Funktionskreise aufzudecken und weil sich eine bestimmte Symptomatologie zu derartigen Funktionsstörungen in Beziehung setzen läßt.

Das trifft vor allem auf die Regulationsstörungen des Kreislaufes und des Herzens zu, bei denen trotz aller Schwierigkeiten der Gesamtbeurteilung, der Spezifikation von Einzelsyndromen und von einzelnen Untersuchungsergebnissen durch Prüfungsmethoden der Leistung eine gewisse Objektivierung möglich ist. Dementsprechend befassen wir uns in unseren weiteren Ausführungen vorzugsweise mit diesen Regulationsstörungen, obwohl sie fast immer vergesellschaftet sind mit Regulationsstörungen anderer Funktionskreise des erkrankten Individuums. So wird kaum ein Träger von Regulationsstörungen des Kreislaufs anzutreffen sein, der nicht auf Grund gleicher Ursachen auch Veränderungen der Funktion, der Ordnung des endokrinen Systems oder Veränderungen im Ordnungssystem der Verdauung aufweist, die RÖMHELD vor Jahrzehnten beschrieb und zum Angelpunkt einer in vielen Fällen nötigen Behandlung gemacht hat.

Für den Kranken ist die zentrale Frage immer, ob er etwas »am Herzen« hat. Aus dieser Frage entwickeln sich Angst, Unruhe und Unsicherheit, Aspekte, die beseitigt werden müssen. Hier liegt das große soziale Problem für die zahlreichen Personen, die wegen Regulationsstörungen des Kreislaufes und des Herzens frühzeitig invalidisiert werden müssen; hier liegt auch das Problem, welche Verantwortung und welche Arbeit diesen Personen zugemutet werden kann, bevor ein Zustand der offensichtlichen Arbeitsunfähigkeit erreicht ist; hier liegt schließlich das Problem der rechtzeitigen und frühzeitigen Behandlung, um bestehende Regulationsstörungen zu beseitigen, die Arbeitskraft zu erhalten und die Invalidisierung zu verhindern.

2. Symptomatologie

Als übergeordnetes Symptom der verschiedenen Formen der Regulationsstörung muß die *Leistungsminderung* und das mangelnde Leistungsvermögen angesehen werden, wobei es sich um eine Störung der seelischen wie körperlichen »Fitness« handeln kann. Diese Leistungsschwäche kann einmal in einer Herabsetzung der körperlichen Leistungsreserve und damit der Leistungsfähigkeit, wie auch in einer Einschränkung der Leistungsbereitschaft ihren Ausdruck finden. Diese hängt wiederum von der Ausgangslage des Organismus, also der Leistungskoordination oder Disposition, zum anderen von der geistig-seelischen Einstellung zur Arbeit und dem Leistungswillen ab. Unter dem Ausdruck »Fitness« ist daher die angemessene Tauglichkeit und Tüchtigkeit, bezogen auf die Lebensanforderungen im Beruf, im Betrieb, in der sozialen Gemeinschaft, zu verstehen.

An Allgemeinsymptomen finden sich bei Regulationsstörungen Beschwerden im Sinne von Müdigkeit, Erschöpfbarkeit, Schlaflosigkeit, Angstgefühl, Antriebsarmut, Konzentrationsschwäche usw., wobei sich ein buntes Bild und eine weitreichende Beschwerdenskala ergibt, die zu ordnen nicht immer einfach ist. Sie verlangt eine Analyse und genauere Befragung, so bei Schlafstörungen nach der Tiefe des Schlafes, dem Zeitpunkt des Einschlafens, nach der Wirkung von Schlafmitteln usw. Neigung zur Transpiration und Gewichtsabnahme zwingt zur differentialdiagnostischen Abgrenzung zur Tuberkulose, Schilddrüsenerkrankungen usw.

Andere Angaben beziehen sich auf bestimmte Funktionskreise. Sie können so fest umrissen sein, daß es dem Arzt möglich ist, schon nach den anamnestischen Angaben ein bestimmtes Syndrom als mutmaßliche Diagnose anzunehmen; dann z. B., wenn vegetativ-endokrine Symptome bei der klimakterischen Frau das Augenmerk auf das sog. vegetativ-endokrine Syndrom nach CURTIUS (2) richten oder wenn Beschwerden über Atemnot und Lufthunger, Kribbeln in den Armen etc. auf ein sogenanntes nervöses Atmungssyndrom hinweisen. Es ist so möglich, bestimmte Syndrome im Sinne der Definition v. UEXKÜLLS (11) voneinander abzugrenzen, wenn sich ein charakteristisches Hauptmerkmal als sog. Leitmerkmal angeben läßt.

So wird z. B. ein sog. hypertensives Syndrom, ein neurozirkulatorisches Syndrom usw. unterschieden.

Leider sind die Bezeichnungen in der Literatur recht unterschiedlich und uneinheitlich. Immer wieder werden neue Begriffe geprägt, die doch letzten Endes das gleiche meinen, wenn auch der jeweilige Standpunkt einmal mehr von neurologischen, internistischen oder psychosomatischen Aspekten gefärbt ist.

Das kann zu Schwierigkeiten führen, beispielsweise bei dem Begriff der vegetativen Dystonie, der ursprünglich vom Neurologen geprägt, dann von den Internisten übernommen wurde und zu einer gewissen Verwirrung geführt hat.

Man scheut sich, diesen Begriff etwa als nosologische Einheit anzusehen. Die Schwierigkeiten der Begriffsbestimmung sind so groß, die Ansichten im Schrifttum so divergierend, daß es unmöglich wäre, an dieser Stelle das Für und Wider im einzelnen zu erörtern, geschweige denn eigene Begriffe aufzustellen.

Neben den besonders zu besprechenden Regulationsstörungen der Atmung und des Kreislaufes sind es Syndrome des Verdauungssystems, des Urogenitalsystems und der Wirbelsäule, die das klinische Bild bestimmen und bestimmte Klagen und Beschwerden bedingen.

Motilitäts- und Sekretionsstörungen des Magendarmkanales rufen Symptome wie Aufstoßen, Würgereiz, Globusgefühl, Appetitlosigkeit, vermehrtes Durstgefühl, Völlegefühl und Meteorismus hervor.

An objektiven Zeichen sind im Röntgenbild Tonus- und Motilitätsstörungen, Kaskadenbildung des Magens, Atonie, Spasmen des Magens oder einzelner Darmabschnitte nachweisbar. Weitere Hinweiszeichen sind Subazidität, Superazidität und Diarrhöen.

Auch das Urogenitalsystem kann betroffen sein. Es findet sich häufig eine verzögerte wie überschießende Diurese, wobei Harnflut und Diuresehemmung beim gleichen Patienten auftreten können.

Anomalien von seiten der Keimdrüsen sind bei Männern eine Verminderung der sexuellen Libido und Potenz, sexuelle Interesselosigkeit, gelegentlich kommt es im Rahmen der inneren Unruhe und gesteigerten Erregbarkeit zu einer außerordentlichen sexuellen Aktivität. Bei Frauen werden häufig Menstruationsstörungen angegeben, auch Amenorrhoe oder Dysmenorrhoe; Zeichen der ovarialen Insuffizienz sind im Rahmen der verschiedenen Formen von Regulationsstörungen häufig oder bilden in Zusammenhang mit vegetativen Störungen und angiospastischen Symptomen das sog. vegetativendokrine Syndrom im Sinne von CURTIUS (2).

3. Erhebung der Vorgeschichte

Der Patient mit Regulationsstörungen erwartet, wie jeder andere Patient, vom Arzt geheilt zu werden. Kein Patient und kein Arzt weiß vorher, zu welchem Ergebnis der Untersuchungsgang führen wird. Jeder Kranke erlebt ihn mit den unterschiedlichsten Erwartungen, Hoffnungen oder Befürchtungen.

Es ist empfehlenswert, vor der ersten Untersuchung einen Fragebogen eigenhändig – nicht von einer Hilfsperson! – ausfüllen zu lassen. Ein solcher Fragebogen erzwingt eine Stellungnahme des Patienten, eine Objektivierung seiner Beschwerden. Liegt er dann dem Arzt vor, kann dieser schon aus der Art der Beantwortung, aus der Schrift und aus den geklagten Beschwerden einige Schlüsse ziehen. Die Erhebung der Anamnese wird dadurch wesentlich erleichtert. Sie ist in unserem Fall besonders bedeutungsvoll, weil sich in der mit ihr verbundenen Unterhaltung bereits ein Teil der Heilung vollziehen kann, ein Teil der seelischen Hilfeleistung, die notwendigerweise alle Therapie begleiten und durchdringen muß.

Ein Fragebogen kann helfen, den Vertrauensverlust, den Sicherheitsverlust, die Angst, die Enttäuschung, die Unruhe des Patienten auch dem Arzt gegenüber zu mindern. Er kann andererseits dem Arzt helfen, bei der dann folgenden Besprechung der Vorgeschichte rascher zum Kern der Beschwerden vorzudringen.

Mit einem Fragebogen, wie ihn Tabelle 1 zeigt, haben wir gute Erfahrungen gemacht.

4. Die Allgemeinuntersuchung

Der Anamnese folgt die Allgemeinuntersuchung mit der äußeren Inspektion. Hier ist auf Veränderungen der Haut, der Muskulatur und der Halswirbelsäule zu achten. So finden sich Teleangiektasien, Nävi und Petechien auf dem Hintergrund einer Haut, die mit schweren dermographischen Störungen den Situationsschaden ausweist.

Die Muskulatur sollte geprüft werden, und vorhandene Myogelosen und Verhärtungen in der Muskulatur der Brust, des Nackens und des Wirbelsäulengebietes sind zu beachten, denn von hier kann häufig der ganze Symptomenkomplex der funktionellen Kreislaufstörungen seinen Ausgang nehmen. Auch eine seitengleiche Entwicklung der Rumpfmuskulatur ist wichtig. Druckschmerzen einzelner Muskelgebiete in den zugehörigen Reflexzonen lassen auf vorhandene innere Krankheiten schließen.

Die Degeneration der Körpermuskulatur läßt sich durch Betrachtung und funktionelle Prüfmethoden nach Art des KRAUS-WEBER-Tests (8) nachweisen. Beim KRAUS-WEBER-Test wird die Stärke der Bauch- und Lendenmuskulatur, die Kraft der langen Rückenmuskeln geprüft und das Ergebnis mit Punkten benotet.

Die Tests werden in folgender Weise beschrieben:

> Test 1 stellt eine Prüfung der Stärke der Bauch- und Lendenmuskeln dar; der Patient liegt auf dem Boden und hält die Hände im Nacken verschränkt, er muß sich mit eigener Kraft, ohne fremde Hilfe, vom Boden aufrichten. Gelingt ihm das nicht, wird das Ergebnis entsprechend schlecht benotet.

Tabelle 1. Schema der Allgemeinuntersuchung

	Jetzige Krankheit		
	ja = +	seit wann?	beim Arzt seit:
Kopfschmerzen morgens			
Kopfschmerzen abends			
Brustschmerzen			
Rückenschmerzen			
Hexenschuß			
Gelenkschmerzen			
Fußschmerzen			
Hautleiden			
Atembeschwerden			
Magenschmerzen			
unabhängig v. d. Mahlz.			
nach den Mahlzeiten			
Stunden n. d. Mahlzeiten			
Völlegefühl			
Bauchschmerzen			
Blähungen			
Stuhlgang regelmäßig			
normal geformt			
Sexualstörungen			
Krampfadern			
Hämorrhoiden			
Erschöpfung morgens			
Erschöpfung abends			
Schwindel			
Ohnmacht			
Einschlafstörungen			
Durchschlafstörungen			
Parästhesien			
kalte Füße			
kalte Hände			
Kribbeln			
Schwitzen			
Anfälle			

Tabelle 2. Erhebung der Vorgeschichte

Fragebogen für die Vorgeschichte

Tag der Aufnahme: .... Familienstand: ....
Vor- u. Zuname: .... Erlernter Beruf: ....
Geburtsort u. -tag: .... Ausgeüb. Beruf: ....
Wohnort: .... Kreis: ....
Beschäftigungsort: .... Krankenkasse: ....
Kostenträger: ....

Familie

Vater .... Jahre alt, gesund, krank, gestorben, an Tbc, Herz, Krebs, Unfall, innere Leiden, seelische Leiden
Mutter .... Jahre alt, gesund, krank, gestorben, an Tbc, Herz, Krebs, Unfall, innere Leiden, seelische Leiden
Ehefrau .... Jahre alt, gesund, krank, gestorben, an Tbc, Herz, Krebs, Unfall, innere Leiden, seelische Leiden
Ich lebe allein, bei Eltern, in eigenem Haushalt
Kinder: (Zahl ....) Alter .... Krankheiten ....
Wohnungsgröße: 1, 2, 3, 4 Zimmer, eigenes Haus, eigenes Auto
Ist jetzt ein Familienmitglied im Krankenhaus ja / nein
Ursache: ....
In Krankenbehandlung ja / nein *Ursache:* ....

Arbeitsplatz

Derselbe Arbeitsplatz seit 1, 2, 4, 7, 10, 15, 20, 25 Jhr.
Körperliche Arbeit, Maschinenarbeit, Akkord, Schicht, Lärm, Fremdstoffe
Zeit des Arbeitsvorgangs: 30 Sek., 1 Min., 3 Min., 6 Min.
Weg zur Arbeit: zu Fuß, Fahrrad, Omnibus, Auto, Eisenbahn, Straßenbahn
Hin- u. Rückweg: 15 Min., 30 Min., 60 Min., 90 Min.
Hitzearbeit, Schwitzarbeit, tägliche Dusche im Betrieb ja / nein
Letzter Urlaub: .... *Überstunden:* ....

Frühere Krankheiten

Scharlach, Diphtherie, Keuchhusten, Masern, Kinderlähmung, Mandelentz.
Außerdem:
Operationen: Blinddarm, Leiste, Magen, Galle, Mandeln
Unfälle:
Kriegsverletzungen: .... KB-Rente .... %
Gefangenschaft: 1, 2, 3, 4, 5 Jahre, Westen / Osten. *Dystrophie* ja / nein
Andere Rente beantragt, erhalten ja / nein, abgelehnt
Bereits in Kur? Wann .... Wo ....
Krankenhaus: Wann .... Wo ....
In letzter Zeit: Schlaftabl., Magenfermente, Abführmittel, Antibiotica

Bei Test 2 muß sich der Patient mit angewinkelten Knien selbsttätig aufrichten; hier werden besonders die Bauchmuskeln geprüft.
Test 3 stellt eine Prüfung der Stärke der Lendenmuskulatur und der unteren Bauchmuskeln dar; der Patient liegt, die Hände im Nacken verschränkt, auf

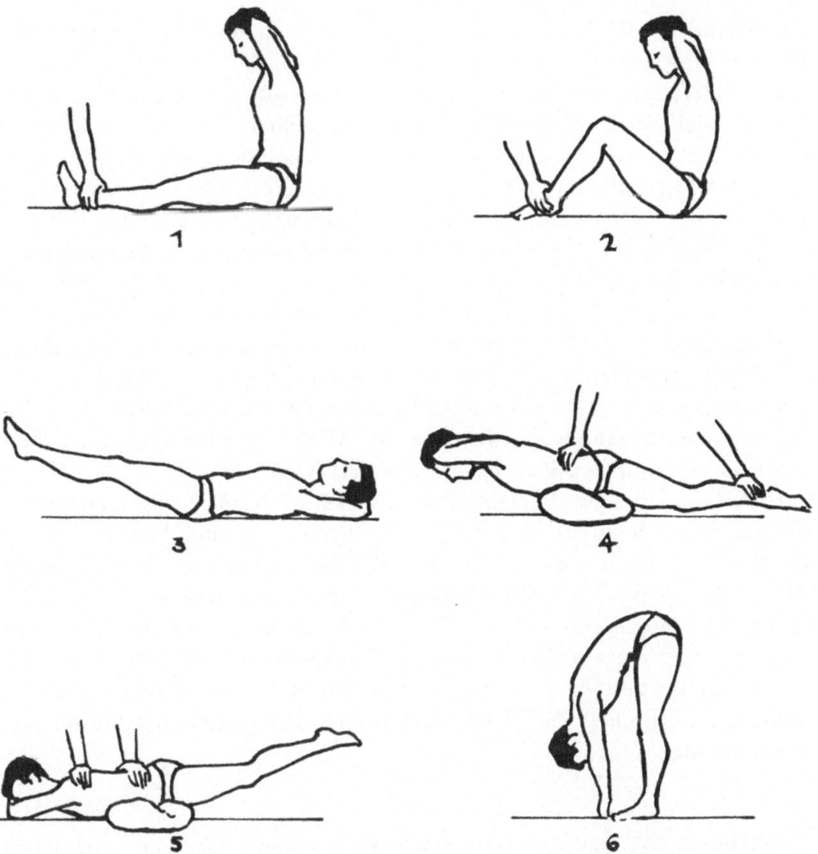

Abb. 1 *Kraus-Weber-Test. Bewegungstest zur Prüfung der Funktion der Rumpfmuskulatur*

dem Boden und muß nun versuchen, die Beine in Höhe von 20 cm vom Boden mit eigener Kraft zu halten.
Bei Test 4 liegt der Patient auf dem Bauch, hält die Hände im Nacken verschränkt und muß nun selbständig den Oberkörper aufrichten und ihn mit eigener Kraft halten.

Test 5 ist in Bauchlage wie Übung 4 durchzuführen. Die Beine müssen mit eigener Kraft vom Boden entfernt gehalten werden.

Test 6 prüft schließlich die langen Rückenmuskeln. In aufrechter Stellung, die Füße auseinander und die Knie gestreckt, muß der Prüfling mit den Fingerspitzen den Fußboden berühren (Abb. 1).

Von besonderer Wichtigkeit ist die Wirbelsäule; man achte auf äußerlich sichtbare Abweichungen des Normalverlaufes, auf Hohlkreuz, Flachrücken, Beckenschiefstand, Achsenverdrehung, schmerzhafte Einschränkungen der Beweglichkeit der ganzen Wirbelsäule oder einzelner Abschnitte. Wichtig ist die Erfassung tastbarer Schmerzpunkte und Veränderungen der Hautverschieblichkeit parallel zur Wirbelsäule. Auf das Vorliegen einer Funktionsstörung beim sogenannten Zervikal- und Thorakalsyndrom weisen Schmerzen im Nacken, im Hinterkopf und in der Schulter hin. Ischialgische Beschwerden, Parästhesien, Taubheitsgefühl und unbestimmbarer Schmerz charakterisieren die Funktionsstörung im Bereich der Lendenwirbelsäule.

Außerdem müssen Veränderungen des Fußskelettes und der Fußmuskulatur berücksichtigt werden. Der Nachweis von Spreiz-, Senk- und Hohlfuß, Fußdeformitäten bzw. Zehendeformierungen ergibt oft wesentliche Angriffspunkte für die Therapie. Hinweise auf die Allgemeinuntersuchung des Herzens und Kreislaufs erfolgen in den weiteren Kapiteln.

Wir werden nach dieser kurzen, allgemeinen Einführung jetzt die einzelnen und speziellen Regulationsstörungen des Kreislaufes und Herzens zu beschreiben versuchen, wohl wissend, daß wir damit einem bereits geäußerten Prinzip untreu werden, bei einzelnen und speziellen Regulationsstörungen immer alle möglichen anderen Funktionsbereiche mit in den Kreis der Beobachtungen einzubeziehen. Dieses ist notwendig, um eine Erklärung für die notwendige und vielgestaltige Therapie zu finden, kann aber aus didaktischen Gründen nicht bei jeder einzelnen Form der Regulationsstörung wiederholt werden.

Literatur

1. Birkmayer, W.: Die vegetativen Syndrome. Handbuch der Neurosenlehre und Psychotherapie, Bd. II: Spezielle Neurosenlehre. München 1959, S. 64–79
2. Curtius, F.; Krüger, K.-H.: Das vegetativ-endokrine Syndrom der Frau. München 1952
3. Delius, L.: Pathogenese und Prognose vegetativer Regulationsstörungen. (Manuskript)
4. Feiereis, H.: Beurteilung und Behandlung vegetativer Störungen in der Praxis. München 1958
5. Hoff, H.; Krauland-Steinbereithner, F.: Die vegetative Dystonie. Klin. Gegenw. 2 (1956), S. 363–387

6. Kazmeier, F.: Vegetative Störungen. Klin. Gegenw. 3 (1956), S. 179–209
7. Kraus, H.; Raab, W.: Krankheiten durch Bewegungsmangel. Hrsg. P. Beckmann. München 1964
8. Kraus, H.; Weber, S.: Evaluation of posture based on structural and functional measurements. Physiotherapy Rev. 25 (1945), S. 267
9. Mark, Robert E: Klinik und Therapie der vegetativen Dystonie. Wien 1954
10. Schaefer, H.: Die Medizin heute. Theorie, Forschung, Lehre. München 1963
11. Uexküll, Th. v.: Funktionelle Syndrome in psychosomatischer Sicht. Klin. Gegenw. 9 (1959), S. 299–340

II. DIE REGULATIONSPRÜFUNGEN DES KREISLAUFS

1. Zielsetzung

Die Beurteilung des Regulationsgestörten verlangt eine objektive Diagnose. So wichtig und entscheidend die Erhebung der Vorgeschichte und die allgemeine Untersuchung ist, so wertvolle Hinweise sie gerade bei den funktionellen Gesundheitsstörungen ermöglicht, so muß es doch andererseits unsere Aufgabe sein, das Beschwerdebild, den subjektiven Befund zu objektivieren und zu dem Ergebnis der durchzuführenden Funktionsprüfungen in Beziehung zu setzen.

Wir beschreiben im folgenden Funktionsprüfungen, die sich als zweckmäßig erwiesen haben; es handelt sich hierbei um solche, die zum Teil selbst entwickelt wurden bzw. die im Schrifttum aufgeführt sind und sich bei der Abgrenzung der verschiedenen Formen der Regulationsstörungen als besonders geeignet erwiesen haben. Es erscheint uns erforderlich, die Methodik soweit wie möglich zu beschreiben, die Kriterien und Aussagen, die sich mit Hilfe der einzelnen Funktionsprüfungen aufzeigen lassen, darzulegen und auf die Bedeutung einer derartigen Funktionsdiagnostik einzugehen. Zum Verständnis der abweichenden Befunde, die in den entsprechenden Kapiteln behandelt werden, wird das sogenannte Normalverhalten besprochen und an Hand eigener Untersuchungsergebnisse dargestellt.

Wenn wir der Methodik und den damit gewonnenen Untersuchungsergebnissen breiten Raum einräumen, so deshalb, weil hier der Versuch gemacht werden soll, zu einer Standardisierung der Funktionsprüfungen beizutragen. Bewußt wird dabei auf einige neue Methoden der Funktionsanalyse eingegangen, während auf bekannte Funktionsprüfungen, über die im Schrifttum bereits eine umfangreiche Literatur vorliegt, lediglich verwiesen wird.

2. Das Elektrokardiogramm

a) Die Bewertung des Ruheelektrokardiogramms

Für die Diagnose funktioneller Störungen ist die EKG-Diagnostik nur begrenzt zu verwerten. Insbesondere finden sich im Ruhe-EKG nur bedingte Hinweise auf regulative Veränderungen des Kreislaufs. Unentbehrlich ist dagegen das EKG für die Diagnose von Kreislauffrühschäden, die Überlastung einzelner Herzabschnitte, den Nachweis einer Innen- oder Außenschichtschädigung bzw. für die Diagnose von Reizleitungs- und Reizbildungsstörungen. Wegen der oft bestehenden Schwierigkeiten bei regulativ und organisch bedingten Befunden müssen daher hier einige Hinweise auf Bewertung und Beurteilung einzelner EKG-Befunde gegeben werden.

Voraussetzung für eine richtige Interpretation ist eine sorgfältige technische Ableitung und die Durchführung eines Registrierprogrammes, das neben den Extremitätenableitungen die Brustwandableitungen in sich einschließen sollte. Da der Bestimmung der elektrischen Herzachse und des T-Vektors im Rahmen der Frühdiagnostik wesentliche Bedeutung zukommt, empfiehlt sich die Registrierung der Extremitäten- und Goldberger-Ableitungen in der Reihenfolge:

$$aV_l,\ I,\ -aV_r,\ II,\ aV_f,\ III.$$

Die Bestimmung der Hauptvektoren, die nunmehr im Kreisschema angeordnet sind, ist mit Hilfe einfacher Hilfsmittel (z. B. Vektorpeiler nach WIRTH-SOLEDERER (36) in kurzer Zeit möglich und erweist sich gerade für Vergleichs- und Langzeituntersuchungen von Vorteil.
Neben der vektoriellen Bestimmung der Hauptschlagrichtungen ist für die Diagnostik einer Mehrbelastung des Herzens die Bestimmung der Ankunft des negativen Potentials in den Brustwandableitungen von Bedeutung.

Die Zeit vom Beginn der QRS-Gruppe bis zur Spitze der R-Zacke nennt man »die Ankunft des negativen Potentials«, kurz auch ANP genannt. Identisch sind die Bezeichnungen »Beginn der größten Negativitätsbewegung« und »oberer Umschlagspunkt«.
Die ANP hat für jede Ableitungsstelle der Brustwandableitung bestimmte Grenzwerte:

In V_1 und V_2 ist ANP 0,01 bis 0,03;
in V_4 und V_5 0,03 bis 0,05;
normalerweise vergrößert sich ANP von V_1 bis V_6;
V_6 minus V_1 beträgt durchschnittlich 0,02;
die Differenz soll nicht kleiner als 0,01
und nicht größer als 0,03 sein.

Eine ANP in V_2 von mehr als 0,03 bedeutet eine vorwiegend rechte Verspätung, eine ANP in V_4 und V_5 von mehr als 0,055 eine vorwiegend linke Verspätung. Von V_1 nach V_6 wird R zunächst größer und S kleiner. Der Wechsel der Zackengröße von R und S kann allmählich oder auch plötzlich erfolgen. Die Breite dieser sogenannten Übergangszone ist von der Lage des Kammerseptums abhängig.
In der Übergangszone kommen beim Gesunden Knotungen und Aufsplitterungen der QRS-Gruppe vor. Normalerweise liegt die Übergangszone bei V_3 bis V_4. Durch Herzdrehung kann sie nach links oder nach rechts verlagert sein.

Jede *Mehrbelastung* des Herzens läuft in verschiedenen Phasen ab. Zunächst entwickelt sich mit Hilfe der Dilatation eine labile Phase der funktionellen Anpassung, dann eine stabile Phase der anatomischen Anpassung mit Hilfe der Hypertrophie, bis schließlich im dritten Stadium der Herzmuskel anatomisch krank wird, wobei sich eine Kontraktionsinsuffizienz des Herzens entwickeln kann.

Als hämodynamische Grundformen einer Mehrarbeit des Herzmuskels unterscheiden wir die Widerstands- und Volumenhypertrophie. Die *Volumenhypertrophie* ist durch eine Vergrößerung der Herzhöhlen gekennzeichnet, die große Schlagvolumina auswerfen müssen und als Folge der Anpassung größer und muskelstärker werden. Der Ventrikel wächst exzentrisch.

Bei der *Widerstandshyptertrophie* entwickelt der Herzmuskel ein konzentrisches Wachstum. Sie wird bestimmt durch eine dem Widerstand entsprechende Stärke der Muskelwand und ein relativ kleines Kammervolumen.

Beiden Formen gemeinsam ist die Hochspannung von QRS, d. h. es entwickeln sich große R-Zacken und die QRS-Zeit kann sich verlängern. Bei einer Volumenhypertrophie der linken Kammer entsteht gewöhnlich eine deutliche Q-Zacke und bei der Volumenhypertrophie der rechten Kammer ein Schenkelblockbild.

Für die Volumenhypertrophie der linken Kammer beträgt der Lagetyp + 30° und für die der rechten Kammer etwas über + 90°. Eine stärkere Achsenabweichung ist daher im allgemeinen ein guter Hinweis auf eine komplizierende Druckerhöhung in der betreffenden Kammer.

Unterschiedlich bei beiden Hypertrophieformen ist das Verhalten der T-Zacke: die Widerstandshypertrophie führt im Laufe der Zeit zu einer Abflachung und schließlich zu einer Senkung von T unter die Nullinie, während bei der Volumenhypertrophie die T-Zacke relativ groß sein kann.

Rhythmusstörungen

Rhythmusstörungen kommen sowohl bei regulativ wie organisch bedingten Erkrankungsformen des Herzens vor und bedürfen genauer klinischer Abklärung. Häufig finden sich Störungen des Sinusrhythmus wie Sinustachykardie und Bradykardie, respiratorische Arrhythmie, Sinusextrasystolen und selbst der sinuaurikuläre Block bei Kreislaufregulationsstörungen.

Schwierig ist die Bewertung von Vorhofextrasystolen. Nach der lehrbuchmäßigen Auffassung müssen Vorhofextrasystolen stets als Anzeichen für ein verändertes Myokard angesehen werden; einige Autoren bewerten sie sogar bedeutungsvoller als Kammerextrasystolen.

Sucht man jedoch in einer gesunden Population den Prozentsatz an Vorhofextrasystolen, die ohne Nachweis einer zugrunde liegenden oder begleitenden Herzkrankheit vorkommen können, so stellt man häufig fest, daß Extrasystolen auftreten, ohne daß sonst ein pathologischer Kreislaufbefund erhoben werden könnte. So wurde eine supraventrikuläre Extrasystolie — AV-Extrasystolen spielen zahlenmäßig eine untergeordnete Rolle — in 0,5% eines Untersuchungsgutes von ca. 70 000 Probanden im Rahmen einer Routineuntersuchung nachgewiesen. Dabei fanden die gleichen Autoren von 329 Beobachtungen einer Vorhofextrasystolie allein 178 Extrasystolen bei Probanden im Alter von 20–24 Jahren. Auch im eigenen Beobachtungsgut sticht eine sichtbare Häufung an Vorhofextrasystolen bei jugendlichen, sonst herzgesunden Personen hervor (12).

Diese Befunde scheinen darauf hinzuweisen, daß eine Vorhofextrasystolie nicht immer ein Anzeichen für ein myokardgeschädigtes Herz ist, sondern auch bei funktionellen Veränderungen nachweisbar sein kann.

Extrasystolen vom oberen, mittleren oder unteren AV-Knoten sind in ihrer Wertigkeit Vorhofextrasystolen gleichzusetzen. Ihr Nachweis kann nicht unbedingt als pathologisch bewertet werden.

Ventrikuläre Extrasystolen werden im allgemeinen nicht sehr gravierend gewertet, häufig wird ihr Auftreten als sogenannter »Unfug des Herzens« bezeichnet. Untersucht man das Auftreten von ventrikulären Extrasystolen in einer gesunden Bevölkerungsgruppe, so zeigen diese, daß sie nach dem 35. Lebensjahr häufiger auftreten. Aus diesem Ergebnis muß gefolgert werden, daß die ventrikuläre Extrasystolie ein Zeichen beginnender Herzschädigung sein kann, die den Einsatz weiterer Untersuchungsverfahren notwendig macht. Bestehen Hinweise, daß zusätzliche hämodynamische Kriterien bestehen, bzw. die Leistungsfähigkeit des Herzens in irgendeiner Weise beeinträchtigt ist, sollte ihnen größere Bedeutung beigemessen werden. Treten Extrasystolen von anderen Zentren gehäuft auf, ist dieses Vorkommen als pathologisch zu werten und Ausdruck einer organischen Herzkrankheit.

Von den Überleitungsstörungen ist der AV-Block II. und III. Grades stets Ausdruck einer organischen Schädigung des Herzens. Schwieriger ist die Beurteilung einer PQ-Verlängerung über 0,20 Sekunden, also eines AV-Blockes I. Grades. Dieser kann durch mehrere Faktoren bedingt sein: einerseits führen funktionelle Einflüsse zu einer Verlängerung von PQ, andererseits kann ein AV-Block I. Grades auch bei organisch Herzkranken, insbesondere bei einer Myocarditis rheumatica, vorkommen und hier der einzige Nachweis sein und bleiben. Es sind dann zusätzliche Belastungstests zu fordern, um zu einer weiteren Abklärung zu gelangen.

b) Die elektrokardiographische Belastungsuntersuchung

Elektrokardiographische Belastungsuntersuchungen müssen zum Nachweis von Durchblutungsstörungen des Herzmuskels herangezogen werden. Deshalb haben wir uns ausführlicher mit ihnen zu befassen.

Als elektrokardiographischer Belastungstest beginnt sich der sog. MASTER-Test (22 u. 23) mehr und mehr durchzusetzen. Sein Vorteil ist eine gewisse Standardisierung, da Lebensalter, Geschlecht und Gewicht bei der Durch-

führung der Treppenübersteigungen Berücksichtigung finden und so die Unsicherheit, wie sie zum Beispiel bei der häufig angewandten Kniebeugenbelastung besteht, fortfällt.
Auch ist die Aussagemöglichkeit des MASTERschen Belastungstests größer als die anderer Belastungsformen.

Vorbedingung

Der Patient muß ausgeruht sein, das vorherige Einnehmen von Kaffee und Medikamenten sowie das Rauchen soll unterbleiben. Der Test darf nicht durchgeführt werden, wenn er über irgendwelche Krankheitssymptome klagt oder sonstige Beschwerden äußert. Grundbedingung ist ein normales Ruheelektrokardiogramm. Der Proband muß darüber unterrichtet werden, daß er sofort die Belastungsuntersuchung abzubrechen hat, wenn er irgendwelche Schmerzen oder ein Gefühl der Unbehaglichkeit verspürt.
Die Belastung darf also immer nur *nach* Kenntnis des klinischen Bildes vorgenommen werden. Bei Verdacht auf eine koronare Minderdurchblutung sollte man zunächst einen einfachen MASTER-Test (1½ Minuten) durchführen. Bei negativem Ausfall, bzw. wenn weitere klinische Hinweise bestehen, kann ein sog. Doppel-MASTER-Test (Dauer drei Minuten) angeschlossen werden.

Methodik

Die Zweistufentreppe hat eine Höhe von neun Zoll (22,86 cm pro Stufe), die Stufenbreite beträgt 25 cm, die Länge 65 cm. Diese Höhe ist in einem bestimmten

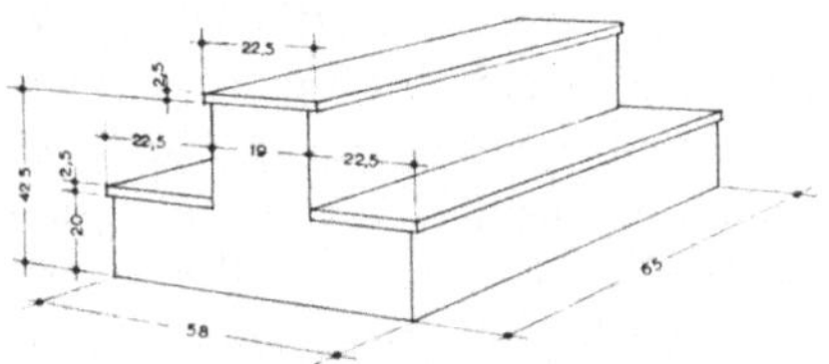

Abb. 2 *Skizze der Mastertreppe*

Schrittempo, das sich nach Geschlecht, Lebensalter und Körpergewicht richtet, zu übersteigen. KNEBEL (16) hat für unsere Verhältnisse eine modifizierte Tabelle erstellt, in der die Zahl der Übersteigungen und das Schrittempo auf Grund einer Metronomzahl angegeben wird. Jede Übersteigung erfordert einschließlich Wenden sechs Taktteile. Wir selbst haben unter Beibehaltung der Stufenhöhe eine Rundtreppe konstruiert, bei der das zum Teil lästige Drehmoment wegfällt. Das Elektrokardiogramm wird vor der Belastung, sofort nach Belastung und nach weiteren zwei, vier und sechs Minuten registriert. Als Ableitungspunkte empfehlen sich die Standardableitungen I, II und III sowie V_{4-6} für die Belastungsuntersuchung, während vor Beginn des Versuches eine vollständige EKG-Exploration durchgeführt werden sollte.

Beurteilung

Sofort nach Belastung kommt es zu einer Frequenzzunahme und zu bestimmten Form- und Zeitveränderungen. Die P-Zacke zeigt im allgemeinen in Ableitung II und III eine Größenzunahme; ein negatives P_{III} kann dabei positiv werden. Die Breite von P kann etwas zunehmen. Die PQ-Zeit verkürzt sich nach der Arbeitsbelastung, dabei können sich in Ruhe nachweisbare PQ-Verlängerungen (AV-Block I. Grades) auf Normalwerte zurückbilden. Auch die Form von QRS erfährt eine Veränderung. Die R-Zacken werden kleiner und die S-Zacken tiefer. Eine Verbreiterung von QRS kann vorkommen und bedarf sorgfältiger Analyse.
Das Elektrokardiogramm kann durch eine Steilstellung der elektrischen Herzachse und eine Drehung des Herzens um die Längsachse rechtstypischer werden.
Besonders in der weiteren Erholungsphase verlängert sich die QT-Zeit relativ zur Frequenzabnahme. Unmittelbar nach Belastung läßt sich dagegen nicht selten eine über die Frequenzzunahme hinausgehende relative Verkürzung nachweisen. Der Normbereich nach BAZETT-HEGGLIN wird jedoch unter physiologischen Bedingungen nicht überschritten.
Die ST-Strecke kann unmittelbar nach Belastung eine Senkung aufweisen, die sich aber vier Minuten nach Arbeitsende wieder ausgeglichen haben soll. Auch eine Abflachung von T ist nach Arbeitsende möglich; dabei kann T sogar negativ werden. Auch diese Befunde sollten sich vier Minuten nach Ende der Belastung zurückgebildet haben, um als noch physiologische Reaktion gewertet zu werden.
Unmittelbar nach Belastung wird die U-Welle meistens höher und ihre Dauer länger. Ein negatives U ist als krankhaft zu werten.
Das entscheidende *Kriterium* für einen positiven Ausfall des MASTER-Tests ist der Nachweis einer ST-Senkung in den Extremitäten- bzw. Brustwandableitungen. Meistens ist eine ST-Senkung nicht nur auf eine Ableitung beschränkt, sondern findet auch in mehreren Ableitungen, vor allem in den Brustwandableitungen V_{4-6} statt. Es lassen sich verschiedene pathologische Formen des ST-Segmentes voneinander abgrenzen, wobei zu beachten ist, daß das sog. pathologisch zu wertende Ischämie-Segment gerade oder bogenförmig verläuft und nicht sofort zur isoelektrischen Linie (Abb. 3) ansteigt (6 u. 20).

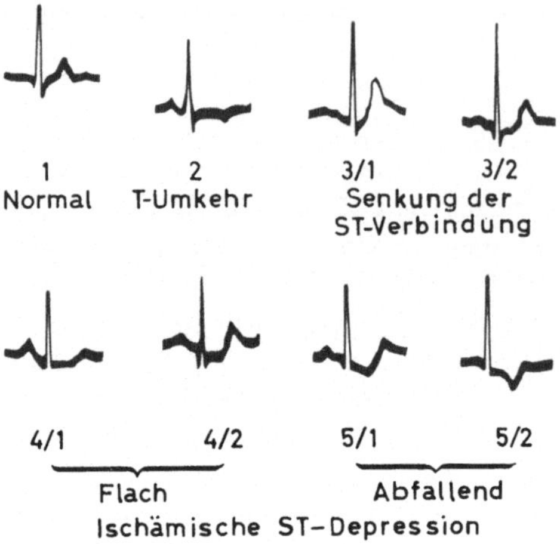

1 Normal
2 T-Umkehr
3/1 3/2 Senkung der ST-Verbindung

4/1 4/2 Flach
5/1 5/2 Abfallend
Ischämische ST-Depression

Abb. 3 *EKG-Veränderungen, die bei der Anwendung des sogenannten Doppel-Master-Tests gefunden werden*

c) Das Sauerstoffmangelelektrokardiogramm

Ein anderer Belastungstest, dem Aussagen zur Aufdeckung einer verminderten Koronarreserve zugeschrieben werden, ist der sog. *Sauerstoffmangeltest,* wie er von DIETRICH und SCHWIECK (5), LEVY (21), NYLIN (29), NEUHAUS (28) und anderen in die kardiologische Diagnostik eingeführt wurde.

Physiologische Grundlagen

Eine Erniedrigung der Sauerstoffsättigung des arteriellen Blutes bei konstantem mittlerem Blutdruck wird von einem gesunden Koronarsystem mit einer kompensatorischen Mehrdurchblutung beantwortet (ALLELA; 1). Liegt eine verminderte Koronarreserve vor, kann bei Erniedrigung der Sauerstoffsättigung eine ausreichende Vermehrung des Koronardurchflusses nicht mehr stattfinden. Es muß sich vielmehr eine induzierte relative Koronarinsuffizienz entwickeln, die sich elektrokardiographisch durch bestimmte Kriterien interpretieren läßt. Bei einem gesunden Koronarsystem fehlen bei einer Erniedrigung der Sauerstoffsättigung des arteriellen Blutes diese EKG-Befunde.

Anwendung

Der Sauerstoffmangeltest kann bei allen Patienten angewandt werden, bei denen der Verdacht auf eine koronare Minderdurchblutung besteht, die pektanginöse Beschwerden angeben oder über Herzsensationen, Druckgefühl in der Herzgegend usw. klagen. Besonders vorteilhaft ist seine Anwendung bei Patienten, die wegen Bettlägerigkeit, Schwäche oder mangelnder Mitarbeit eine sonstige Belastung nicht durchführen können. Die Beeinträchtigung des Patienten ist relativ gering, ein Abbruch der Untersuchung jederzeit möglich und durch O_2-Beatmung kann eine Stress-Situation schnell beendet werden. Die Möglichkeit einer standardisierten Reproduktion des Untersuchungsganges erlaubt die Bewertung verschiedener therapeutischer Einwirkungen auf den Koronarkreislauf.

Vorbedingung

Der Sauerstoffmangeltest wird am besten bei Zimmertemperatur durchgeführt, wobei sich empfiehlt, zwei Stunden nach einer größeren Mahlzeit mit der Untersuchung zu beginnen. Eine vollständige EKG-Exploration sollte vorausgehen. Die möglichen *Nebenerscheinungen,* besonders bei niedrigen O_2-Konzentrationen sind Lufthunger, Trockenheit, leichte Zyanose, Schwitzen, Kopfschmerzen und Benommenheit. Bei Auftreten von stärkeren vagovasalen Attacken, wie Blutdruckabfall, Pulsfrequenzbeschleunigung, späterem Pulsfrequenzabfall und stärkerer Benommenheit muß die Untersuchung sofort unterbrochen und Sauerstoff verabreicht werden.

Methodik

Die meisten Autoren benutzen entsprechend der Empfehlung von LEVY (21) für den Sauerstoffmangeltest ein 10%iges Sauerstoff- und 90%iges Stickstoffgemisch. LEVY hat vorgeschlagen, dieses Gemisch 20 Minuten atmen zu lassen; da die abnormen Reaktionen jedoch innerhalb der ersten 10 Minuten auftreten, ist allgemein eine Testperiode von 10 Minuten ausreichend. Die Zuführung von Kohlensäure in 3–5%iger Konzentration zum Mangelgemisch schaltet gelegentliche Effekte auf das Zentralnervensystem aus; denn CO_2 regt die Hirndurchblutung an. Alle Sauerstoffmangelgemische sollten nur für die Bedingungen auf Meereshöhe standardisiert sein, sonst sind entsprechende Korrekturen erforderlich.

Beurteilung

Eine Verminderung der Sauerstoffsättigung bewirkt eine mehr oder weniger starke Erhöhung der Pulszahl, wobei sich gewisse Beziehungen zwischen dem Grad der Herzfrequenzbeschleunigung und dem Grad der Sauerstoffsättigung aufzeigen lassen. Die Erhöhung der Herzfrequenz bis zu einer Sauerstoffsättigung von 14 bis 12% ist nur geringgradig und beträgt im Durchschnitt 10–20 Schläge pro Minute, bei vegetativ Labilen werden stärkere Frequenzanstiege nachweisbar. Bis zu einem Sauerstoffsättigungsgrad von 10% sind neben der Frequenzänderung nur geringfügige Form- und Zeitveränderungen im Elektrokardiogramm erkennbar. Diese bestehen in einer Erhöhung der P-Zacke, wobei P so lange ansteigen soll, bis eine arterielle Sauerstoffsättigung von 74% erreicht ist. Eine Negativierung von P wird in der Ableitung III beschrieben, zum Teil soll auch eine geringgradige

Senkung von PQ auftreten können. Die PQ-Zeit zeigt meistens nur eine geringgradige Verkürzung entsprechend dem Grad der Frequenzzunahme. Eine Verlängerung von PQ ist nach LEPESCHKIN (20) als krankhaft zu werten.

Die Dauer von QRS wie der QRS-Vektor lassen nur unwesentliche Veränderungen erkennen. Die Amplitudenhöhe von QRS kann sich gering vermindern, was auf eine Überfüllung der Lunge bei gleichzeitiger Abnahme der Lungenleitfähigkeit und einer Drehung der elektrischen Herzachse infolge

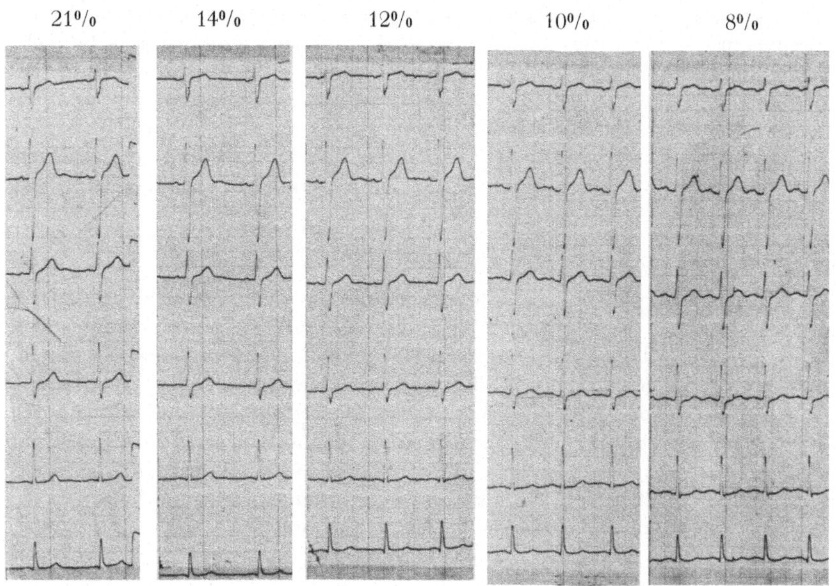

Abb. 4 *EKG bei differenziertem Sauerstoffmangel. Normaler Ausfall des Brustwand-EKG* V_{1-6}

Ausdehnung abdominaler Gase zurückzuführen ist. Die meisten Veränderungen betreffen die ST-Strecke und die T-Zacke. So kann die T-Zacke sich unter Sauerstoffmangel abflachen, wobei jedoch nach SIMONSEN (35) signifikante Beziehungen zwischen dem Abfall der arteriellen Sauerstoffsättigung und der Abflachung der T-Zackenhöhe lediglich älteren, nicht aber jüngeren Probanden eigen sind.

Eine Abflachung von T scheint am deutlichsten bei Fällen mit einer Überhöhung der T-Zacke nachweisbar zu sein. Eine Inversion oder eine Diphasie von T ist unter physiologischen Bedingungen nicht erkennbar. Die ST-Strecke kann etwas gesenkt sein; Senkungen von 0,5 bis 1,0 mm in einer Ableitung müssen als normaler Grenzbefund angesehen werden. Verläßlichere Aussagen, als es die Standardableitungen erlauben, sind mit Hilfe der Brustwandableitungen möglich. Auch hier gilt als normaler Grenzbefund eine Senkung von ST bis zu 1 mm = 0,1 mV. Die QT-Zeit verkürzt sich meistens dem Grad der Frequenzbeschleunigung entsprechend. Stärkere Verlängerungen der QT-Dauer sollten nur mit entsprechenden Veränderungen von ST oder T gewertet werden.

3. Die Bestimmung von Pulsfrequenz und Blutdruck

a) Ruhebedingungen

Schon in Ruhe lassen sich aus der Bestimmung von Pulsfrequenz und Blutdruck Hinweise auf die Kreislaufregulation ziehen. Vorbedingung ist jedoch die Einhaltung echter Ruhebedingungen; die Bestimmung der Pulsfrequenz kann palpatorisch oder besser noch fotoelektrisch über längere Zeitabschnitte erfolgen. Ruhepulsfrequenzwerte unter 60 werden als Bradykardie bezeichnet; Pulsfrequenzwerte über 80 können Zeichen einer vegetativen Labilität sein. Wichtig ist die Beachtung einer respiratorischen Arrhythmie gerade beim Regulationsgestörten. Die Bestimmung des Blutdruckes wird nach dem auskultatorischen Verfahren nach KOROTKOFF vorgenommen. Als Meßgerät dient im allgemeinen ein Erkameter nach RIVA-ROCCI.

Der Arm sollte in Herzhöhe leicht angewinkelt auf einem Tisch liegen. Vor der Messung sollte man sich durch Palpation von der Lage der Arterie überzeugen. Während der Manschettendruck langsam abgelassen wird, zeigt das Auftreten eines blasenden Geräusches den systolischen Blutdruckwert, das Verschwinden des Geräusches den diastolischen Wert an. Wichtig ist die Manschettenbreite. So werden erhöhte systolische und diastolische Drucke gemessen, wenn die Manschettenbreite im Verhältnis zum Armdurchmesser zu schmal ist, da dann zusätzlich zu überwindende Spannungen im Gewebe und in der Manschette auftreten. Die Manschette sollte mindestens 13 cm breit sein, bei großem Oberarmdurchmesser sogar 18 cm, um einen Meßfehler auszugleichen.

Die Festlegung sog. Normalwerte für den systolischen und diastolischen Blutdruck bereitet Schwierigkeiten. Vom praktisch-therapeutischen Standpunkt des Arztes aus muß der obere Grenzwert des normalen Blutdruckes mit 140/90 mmHg angegeben werden. (MÖLLER 25). Systolische Blutdruckwerte über 160 mmHg und diastolische über 100 mmHg müssen als hyperton bewertet werden. Besonders wichtig ist die Bestimmung des diastolischen Blutdruckwertes, der die Gefährdung des Kreislaufes vor allem in prognostischer Hinsicht aufzuzeigen vermag.

b) Der Arbeitsversuch

Die in der Praxis gebräuchlichen Funktionsprüfungen beruhen zumeist auf der Bestimmung einzelner Kreislaufgrößen, wie der Pulsfrequenz und des Blutdruckes *nach* einer gegebenen Belastung. Die Belastung wird entweder in Form von Kniebeugen, Treppen- oder Stiegensteigen durchgeführt. Aus dem Verlauf der Pulsfrequenz sowie der Blutdruckwerte in der *Erholungsphase* werden Rückschlüsse auf die Kreislaufregulation gezogen. Derartige Funktionsprüfungen wurden von SCHELLONG-LÜDERITZ, SCHNEIDER, HETTINGER und RODAHL, KLEPZIG und KALTENBACH beschrieben und werden als bekannt vorausgesetzt.

In den letzten Jahren ist man dazu übergegangen, Untersuchungsverfahren zu entwickeln, die auf einer Bestimmung von Kreislaufgrößen *während* einer definierten Arbeitsbelastung beruhen. Hier ist besonders die Bestimmung von Pulsfrequenz und Blutdruck während Ergometerbelastung zu nennen. Diese Funktionsprüfung läßt wichtige Aussagen über die Regulationsweise und die Ökonomie des Kreislaufes zu.

Körperliche Belastung führt zu einem Anstieg von Pulsfrequenz und Blutdruck, dabei ist aus arbeitsphysiologischen Untersuchungen bekannt, daß die Höhe der Arbeitspulsfrequenz in einem Verhältnis zum Anstrengungsgrad, zu Form und Dauer der Belastung sowie zur Regulationsökonomie des Kreislaufes steht. Der ausgeglichene Kreislauf versucht, sich bei konstanter Arbeitsleistung mit seiner Pulsfrequenz auf ein konstantes Niveau einzustellen, das bei Fortsetzung der Arbeitsleistung auf gleicher Wattstufe mit unwesentlichen Schwankungen um einen Mittelwert beibehalten wird. Wir sprechen von einem *steady state-Wert* der Pulsfrequenz.

Stellt die Arbeitsleistung für den Betreffenden eine zu hohe Arbeitsanforderung dar, können steady state-Werte nicht mehr erreicht werden. Die Pulsfrequenz steigt dann fortlaufend bis zum Arbeitsabbruch an (sog. Ermüdungspuls nach E. A. MÜLLER; 26 u. 27). In ähnlicher Weise stellt sich auch der systolische Blutdruck mit Beginn körperlicher Arbeit auf ein höheres Niveau ein, das bei gleicher Arbeitsleistung und ausgeglichener Kreislaufregulation mit geringen Schwankungen um einen Mittelwert beibehalten wird (sog. Blutdruck-steady state).

Der diastolische Blutdruck erhöht sich bei mäßiger Arbeitsleistung im allgemeinen nur wenig, meistens bleibt er gleich oder kann etwas absinken. Um entsprechende Bezugswerte im Einzelfall zu erhalten, wurden bei Menschen durchschnittlicher Leistungsbreite und ausgeglichenem Ruhepuls- und Blutdruckverhalten Mittelwerte und Streubreite der Arbeitspulsfrequenz und des Blutdruckes bei insgesamt über 1000 Untersuchungspersonen gewonnen.

Methodik des Arbeitsversuches

Für die Untersuchung wird ein Ergometer, wenn möglich ein fotoelektrischer Pulsfrequenzzähler und ein Blutdruckmeßapparat, benötigt. Die Ergometerleistung richtet sich nach der zumutbaren Leistung des zu Untersuchenden; im allgemeinen werden Wattleistungen von 50, 75 oder 100 Watt gefordert. Notwendig ist außerdem die Einhaltung einer konstanten Tourenzahl von 30 oder 40 Touren pro Minute. Höhere Umdrehungsgeschwindigkeiten sind bei derartigen Wattleistungen nicht empfehlenswert.

Die Belastung sollte mindestens zehn Minuten lang durchgeführt werden; in jeder Minute sind Pulsfrequenz, systolischer und diastolischer Blutdruck zu bestimmen. Nach Beendigung dieser Arbeitsleistung erfolgt eine Registrierung der gleichen Kreislaufgrößen in der Erholungsphase.

Ist die Untersuchungsperson nicht in der Lage, die geforderte Arbeitsleistung durchzuführen oder steigt während der Untersuchung der systolische Blutdruck über 250 mmHg und der diastolische Wert über 130 mmHg, muß die Untersuchung abgebrochen werden (13).

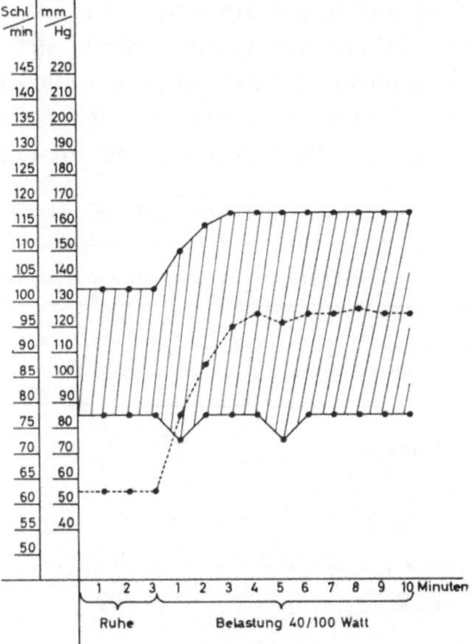

Abb. 5 *Ausgeglichenes Verhalten von Pulsfrequenz und Blutdruck im Belastungsversuch*

Das durchschnittliche Verhalten von Pulsfrequenz und Blutdruck bei einer Arbeitsbelastung von 100 Watt ist in Abb. 5 in einem Beispiel dargestellt. Wir sehen, daß es innerhalb der ersten Arbeitsminuten zu einem steilen initialen Frequenzanstieg kommt, dem dann ein geringerer Anstieg bis zum Erreichen eines sog. steady state-Wertes folgt, der bis zum Ende der Belastung beibehalten wird. Die Durchschnittswerte der Arbeitspulsfrequenz bewegen sich zwischen 100–130 Schl/min bei der angegebenen Belastung von 100 Watt (siehe Tabelle 3).

Der systolische Blutdruck paßt sich in gleicher Weise der erhöhten Arbeitsanforderung an. Der systolische Blutdruck erhöht sich in gewisser Altersgebundenheit durchschnittlich um 30–50 mmHg; bei einer Wattleistung von 100 Watt werden systolische Blutdruckwerte von 170–190 mmHg bei 20- bis 30jährigen, bis zu 200 mmHg bei 30- bis 40jährigen ermittelt, bei über 40jährigen können Blutdruckwerte bis zu 210 mmHg noch als normale Reaktion angesehen werden. Bei der angegebenen Wattbelastung von 100 Watt steigt auch der diastolische Arbeitsblutdruck um 10–15 mmHg gegenüber dem Ausgangsruhewert an; als günstige Reaktion ist ein Gleichbleiben oder sogar ein Abfall des diastolischen Blutdruckes zu werten.

Für die Beurteilung der Regulationsökonomie des Kreislaufes ergeben sich aus dem Verhalten der genannten Größen folgende Hinweise:

Die jeweilige Höhe der Pulsfrequenz bei einer bestimmten in Watt oder mkg meßbaren Arbeitsleistung gestattet eindeutige Rückschlüsse auf die *Beurteilung der Leistungsbreite des Kreislaufes.* Je leistungsfähiger eine Untersuchungsperson ist, um so niedriger liegen die gewonnenen Pulswerte im Arbeitsversuch. Man erhält aus der Höhe der Arbeitsfrequenz Anhaltspunkte, ob die Arbeitsleistung für den Untersuchten eine zu hohe Arbeits-

Tabelle 3. Durchschnittswerte der Pulsfrequenz und des systolischen wie diastolischen Blutdrucks in Ruhe und bei definierter Wattleistung bei Menschen durchschnittlicher Leistungsbreite

	Pulsfrequenz Schl/min.	Systolischer RR mm Hg	Diastolischer RR mm Hg
Ruhe	50–70	120–140	70–85
50 Watt	80–100	130–150	80–90
75 Watt	100–120	140–160	80–95
100 Watt	110–130	150–170	85–100
125 Watt	120–140	160–180	85–100
150 Watt	130–150	170–190	90–110

anforderung darstellt oder ob ihm eine weitere Erhöhung der Arbeitsleistung zugemutet werden darf. Stellt sie für ihn eine zu große Belastung dar, kommt es zu einer stetigen Pulsfrequenzerhöhung im Sinne des Ermüdungspulses.

Weitere Rückschlüsse auf die Regulationsökonomie sind aus dem Pulsfrequenzverhalten in der Anlaufs- und Erholungszeit möglich; der leistungsfähige ökonomisch arbeitende Organismus stellt sich relativ schnell mit seiner Pulsfrequenz auf eine höhere Arbeitsanforderung ein; der Regulationsgestörte wird längere Zeit dazu benötigen. Bei ihm ist auch die Erholungszeit verlängert, während der sportlich geübte Mensch relativ schnell von Leistungs- auf Schonstellung nach Beendigung der Belastung umschalten kann. Seine sog. Erholungspulssumme ist geringer als die des Regulationsgestörten.

Aus der Bestimmung des systolischen wie diastolischen Blutdruckwertes im Arbeitsversuch ergeben sich folgende Hinweise: Bei einer ökonomischen Kreislaufregulation ist der Anstieg des diastolischen Blutdruckwertes gegenüber der Arbeitsbelastung meistens gering; er sinkt oft gegenüber dem Ruhewert ab oder bleibt gleich. Stärkere Anstiege des diastolischen Blutdruckes über 100 mmHg und mehr weisen auf die Belastung und Gefährdung des Gefäßsystems hin. Der systolische Blutdruckwert sollte 200 mmHg bei einer Belastung von 100 Watt nicht überschreiten; bei niedrigeren Wattleistungen liegen die Grenzwerte entsprechend niedriger. Stärkere Anstiege des systolischen oder diastolischen Blutdruckes, bzw. beider Blutdruckwerte, können Ausdruck einer hypertonen Regulationsstörung des Kreislaufes sein. Ungenügende Anstiege vor allem des systolischen Blutdruckwertes und ungenügende Erweiterung der Blutdruckamplitude sprechen im Verein mit hohen Pulsfrequenzanstiegen für eine hypotone Kreislaufregulationsstörung im Belastungsversuch (13).

4. Untersuchung auf orthostatische Toleranz

Zur Überprüfung der orthostatischen Toleranz eines Menschen werden Pulsfrequenz, Blutdruck und nach Möglichkeit das Elektrokardiogramm in mehreren Ableitungen im Stehen bzw. auf einem Kipptisch registriert. Der Gebrauch eines Kipptisches hat den Vorteil, daß auf ihm Lageänderungen relativ einfach durchführbar sind; die muskuläre Anspannung, die beim aufrechten Stand eine Rolle spielt, fällt bei der mehr passiven Haltung weg, und so ist die Registrierung ohne große technische Schwierigkeiten möglich.

Methodik

Der Proband liegt zunächst in Horizontallage, dabei werden Pulsfrequenz und Blutdruck solange registriert, bis eine Konstanz der Ruhewerte eingetreten ist.

Es empfiehlt sich die gleichzeitige Registrierung des Elektrokardiogramms möglichst in den Ableitungen I, II, III, V_4, V_5, V_6, da aus diesen Ableitungen der größte Aussagewert zu erhalten ist. Nach Erfassung der Ruhewerte wird der Kipptisch auf +90° gedreht, bzw. der Proband steht auf und in minütlichem Abstand werden Pulsfrequenz, systolischer wie diastolischer Blutdruck sowie die genannten Elektrokardiogrammableitungen registriert. Alle Werte werden in einem Diagramm eingetragen; die Dauer des Versuches sollte mindestens zehn Minuten betragen (32).

Beurteilung

Die Auswertung und Beurteilung erfolgt einmal unter dem Gesichtspunkt des Puls- und Blutdruckverhaltens sowie auf Grund des EKG-Verhaltens. Dabei läßt sich ein orthostatisch stabiles, labiles und insuffizientes Kreislaufverhalten unterscheiden.

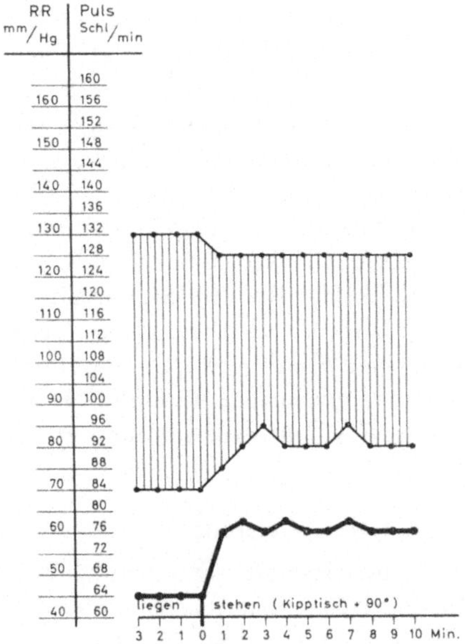

Bei einem orthostatisch stabilen Kreislauf finden sich im Stehversuch nur geringe Veränderungen der registrierten Kreislaufgrößen. Der systolische Blutdruck sinkt in der Regel um 10–15 mmHg ab, er kann aber auch gegenüber der Ruhelage sich gleich verhalten, nur selten findet sich eine zumeist unwesentliche Erhöhung (Abb. 6). Der diastolische Blutdruck erhöht sich um einige mmHg, so daß eine Verkleinerung der Blutdruckamplitude resultiert; die Blutdruckamplitude beträgt durchschnittlich 30–40 mmHg.

Abb. 6 *Ausgeglichenes Verhalten von Pulsfrequenz im Stehversuch*

Sie ist also noch groß genug, um die Blutverschiebungen im Stehversuch abzufangen und auszugleichen. Die Pulsfrequenz erhöht sich beim Übergang von der Horizontalen in die aufrechte Stellung um 10–20%, sie stellt sich im weiteren Verlauf auf ein gleichmäßiges Niveau ein.

Die Pulsfrequenz sollte beim orthostatisch stabilen Kreislauf nicht über 100 Schläge pro Minute ansteigen.

Stärkere Veränderungen der Pulsfrequenz und auch der Blutdruckwerte mit Einengung der Blutdruckamplitude auf 10 mmHg und darunter werden als orthostatische Labilität bzw. Insuffizienz bezeichnet (siehe S. 62).

Beim Übergang vom Liegen zur aufrechten Stellung kommt es auch im Elektrokardiogramm zu bestimmten Veränderungen der Form- und Zeitverhältnisse. Mit dem Tiefertreten des Zwerchfelles kommt es zu einer Verlagerung der elektrischen Herzachse nach rechts infolge der Steilstellung des Herzens.

Die P-Zacke wird besonders in den Ableitungen II und III höher, wobei das Bild eines P-Pulmonale entstehen kann.

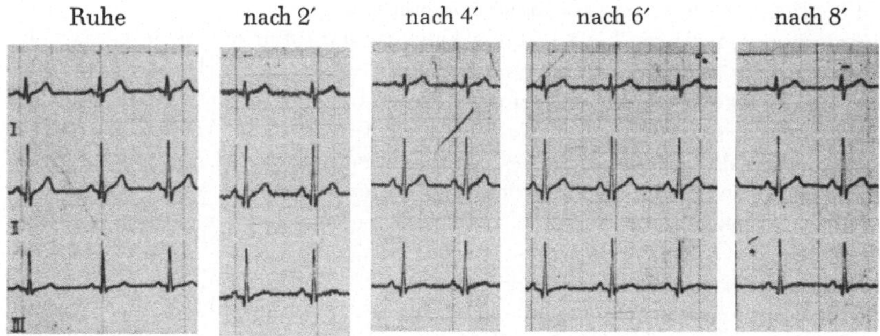

Abb. 7 *Normaler Ausfall des Steh-EKG*

Die PQ-Strecke erfährt eine gewisse Verkürzung, die jedoch meist in Relation zu der Frequenzzunahme steht. Auch die Dauer von QRS wird häufig nur unwesentlich verkürzt.

Die elektrische Herzachse verschiebt sich, es kommt zu einer stärkeren Rechtsdrehung und einer Verschiebung des QRS-Vektors, die S-Zacke wird in Ableitung I tiefer.

Entscheidende Bedeutung für die Diagnose einer orthostatischen Regulationsstörung kommt dem ST-Segment und der T-Zacke zu. Eine geringe Abflachung von T in den Extremitätenableitungen kann beim Gesunden nachweisbar sein, jedoch sollte eine stärkere Divergenz des QRS- und T-Vektors nicht erfolgen. Beim Gesunden sollte ebenfalls eine Senkung von ST nicht nachweisbar sein.

Stärkere Abflachungen bzw. Negativierungen von T in den Extremitätenableitungen werden als Zeichen einer orthostatischen Labilität angesehen, wobei sich die Einteilung von Schmidt-Voigt (34) bewährt.

Bei einer gleichzeitigen Registrierung von Brustwandableitungen insbesondere von V_{4-6} können derartige Störungen der Erregungsrückbildung oft noch klarer erfaßt werden als durch die alleinige Registrierung der Extremitätenableitungen.

5. Die Spiroergometrie

Eine wertvolle Ergänzung und Erweiterung der angeführten Untersuchungsmethoden stellt die Spiroergometrie dar. Sie dient als eigentliches Prüfverfahren der Bestimmung der Leistungsfähigkeit.

Da ihre Anwendung ein größeres Laboratorium voraussetzt, werden im Rahmen dieser Darstellung nur die wichtigen Untersuchungsergebnisse und ihre Bedeutung zur Festlegung der Leistungsfähigkeit besprochen.

Eine spiroergometrische Untersuchung kann einmal unter den Bedingungen der Höchstleistung (sog. vita maxima) wie bei einer festgelegten Arbeitsleistung unter sog. steady state-Bedingungen erfolgen. ZAEPER definierte das steady state für die indirekten spirographischen Verfahren als Konstanz von Arbeits- und Sauerstoffatmung. Wir selbst wenden es darüber hinaus auch auf weitere Kreislaufgrößen, wie Pulsfrequenz, Blutdruck und Sauerstoffpuls an, errechnen den jeweiligen Arbeitsmittelwert und setzen diesen zu den anderen Arbeitsgrößen in Beziehung.

Als Untersuchungsart kommt die Ergometerarbeit in liegender, sitzender, stehender Stellung oder Laufbandergometerarbeit zur Anwendung. Leider ist bezüglich der Untersuchungsmethodik, der Wahl der Arbeitsform und der gebräuchlichen Apparaturen keine Einigkeit zu erzielen. So ist jedes Laboratorium praktisch auf die Gewinnung eigener Normalwerte angewiesen (7, 18, 17, 30).

In einer spiroergometrischen Untersuchung können in einem Arbeitsgang folgende Ventilations- und Kreislaufgrößen fortlaufend und direkt bestimmt werden:

Sauerstoffaufnahme in ml (STPD)

Kohlensäureabgabe in ml (STPD)

respiratorischer Quotient $\frac{CO_2}{O_2}$

Atemminutenvolumen in Liter (BTPS)

Atemaequivalent $\frac{AMV_L \times 100}{O_2\text{-Aufnahme in ml}}$

Bei gleichzeitiger Bestimmung der Pulsfrequenz kann außerdem der

$$\text{Sauerstoffpuls} = \frac{O_2\text{-Aufnahme / ml}}{\text{Pulsfrequenz Schl/min}}$$

bestimmt werden.

Durch die Erfassung der einzelnen Arbeitswerte und insbesondere durch eine korrelative Betrachtung der verschiedenen Kreislauf- und Ventilationswerte gewinnt man zur Bestimmung der Regulationsökonomie von Kreislauf und Atmung sowie zur Festlegung der Leistungsbreite einschließlich der Leistungsgrenze eines Menschen wichtige Hinweise und Rückschlüsse. Die Bestimmung der Sauerstoffaufnahme ermöglicht eine Vorstellung von der Herz- und Kreislaufleistung als Einheit. Wir erhalten damit einen ausreichenden Einblick in die unter Arbeitsbelastung mögliche Sauerstoffauslieferung an die tätige Gesamtperipherie und somit in die Leistungsbreite von Herz und Kreislauf.

Die Sauerstoffaufnahme überschreitet während der Höchstbelastung eine bestimmte individuelle Grenze nicht. Dieser Befund ist nach Hill (9) und Herbst (8) dadurch zu erklären, daß der Höchstwert des Herzminutenvolumens erreicht ist. Die Grenze des maximalen Sauerstoffaufnahmevermögens wird um so eher erreicht, je weniger leistungsfähig die Untersuchungsperson ist.

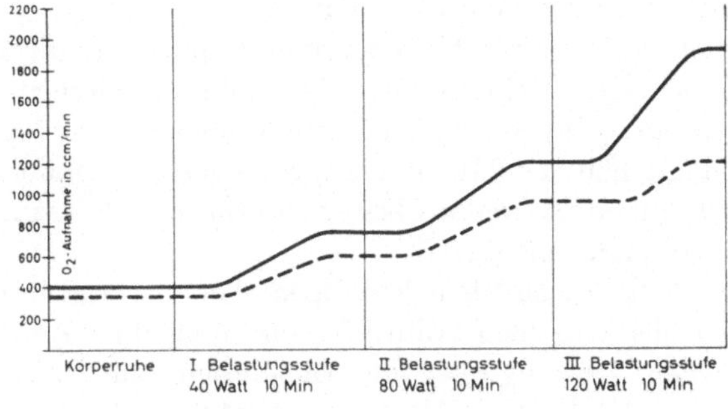

Abb. 8 *Schematische Darstellung der normalen und pathologischen O_2-Aufnahme unter ansteigender Belastung (nach Landen)*

Je mehr ein Herz funktionell oder organisch beeinträchtigt ist, desto mehr sind in entsprechenden Arbeitsstufen die steady state-Werte der Sauerstoffaufnahme reduziert. Bei irgendeiner Arbeitsintensität kommt dann ein Punkt, an dem der Sauerstoffverbrauch als Ausdruck einer verminderten Herzleistung eindeutig die Werte eines Normalen unter gleicher Belastung nicht erreicht (Abb. 8).

Dann ist sowohl im sog. steady state wie bei der Bestimmung der vita maxima die Sauerstoffaufnahme eingeschränkt. Die Sauerstoffaufnahmekurve muß also in eine verwertbare Beziehung zur sog. Normalkurve eines Gesunden gesetzt werden; bei allen Einschränkungen der Herz- und Kreislaufleistung ist eine mehr oder weniger ausgeprägte Reduzierung der während der Arbeit normalerweise aufgenommenen Sauerstoffaufnahmewerte vorhanden. Die Reduzierung der Sauerstoffaufnahmewerte ist um so ausgeprägter, je stärker die Gesamtkreislaufleistung eingeschränkt ist. Dabei muß jedoch berücksichtigt werden, daß ein organischer Herzschaden unter Umständen weniger leistungsmindernd als eine reduzierte Trainingslage sein kann. Um aus der Bestimmung der Sauerstoffaufnahme Rückschlüsse auf die Leistungsfähigkeit im Einzelfall ziehen zu können, ist es notwendig, die höchstmöglichsten zu bestimmenden Sauerstoffaufnahmewerte unter steady state- bzw. vita maxima-Bedingungen zu ermitteln.

Auf niederen oder mittelschweren Belastungsstufen kann man aus der jeweiligen Höhe der Sauerstoffaufnahme nur dann Rückschlüsse auf die Leistungsbreite ziehen, wenn sich eine eindeutige Verminderung der O_2-Aufnahme unter den Normalwert ergibt. Die Ermittlung von Normalwerten ist jedoch nicht einfach, da die Streubreite der O_2-Aufnahme relativ groß ist. Der Nachweis ist daher schwierig, ob sich der im Einzelfall ermittelte Wert noch im Streubereich befindet.

Eine gleichzeitige Mitbestimmung anderer Funktionsgrößen, wie der Kohlensäureausscheidung, des Atemminutenvolumens und der Pulsfrequenz erweitert die Aussagefähigkeit schon auf niederen Wattstufen wesentlich; man erhält Einblicke in die verschiedenen Funktionskreise und vermag Einschränkungen weitaus besser zu erfassen, als das mit der Bestimmung nur einer Größe möglich ist.

So läßt sich aus dem jeweiligen Wert des sog. *respiratorischen Quotienten* auf den einzelnen Wattstufen ein ungefähres Abschätzen der noch vorhandenen Leistungsreserven ermöglichen, ein Anstieg des respiratorischen Arbeitsquotienten in Richtung auf 1,0 ist als arbeitsbegrenzender Faktor zu werten. Immer wenn sich die Untersuchungsperson der Grenze ihrer Leistungsfähigkeit nähert, erreicht der Arbeits-RQ Werte um 0,95–1,0, während der Quotient bei geringen und mittleren Wattstufen zwischen 0,8–0,9 liegt (14 u. 23).

Als Maß für die Ökonomie der Atmung hat sich dabei die Bestimmung des *Atemäquivalents* als nützlich erwiesen. Unter diesem Begriff wird das Verhältnis von Atemminutenvolumen zur Sauerstoffaufnahme je Minute verstanden. Es gibt an, wieviel cm^3 Luft ventiliert werden müssen, um 1 ml O_2 aufzunehmen.

Das Atemäquivalent wird nach folgender Formel berechnet:

$$\text{Atemäquivalent} = \frac{\text{Atemminutenvolumen ml (BTPS)} \times 100}{O_2 \text{ Aufnahme ml/min (STPD)}}$$

Dieser Begriff entspricht etwa dem der sog. spezifischen Ventilation von ROSSIER und BÜHLMANN (31) und dem Begriff der Sauerstoffausnutzung, wie er von HERBST (8) geprägt wurde.
Wichtig ist die Umrechnung beider Größen auf verschiedene Bedingungen, d. h. der Berechnung der AMV auf BTPS = 760 mmHg und Wasserdampfsättigung bei 37°, der O_2-Aufnahme auf 0° C, 760 mmHg und Trockenheit.

Tabelle 4. Mittelwerte und Streubreite einzelner Ventilationsgrößen in Ruhe und während Belastung bei gesunden Versuchspersonen

Belastung	O_2-Aufnahme ml	CO_2-Abgabe ml	RQ	AMV Liter	Atem-äquivalent
Ruhe ...	313 ± 52	247 ± 47	0,84 ± 0,05	7,9 ± 1,2	2,51 ± 0,48
Tourenzahl 30 Umdrehungen pro Minute					
50 Watt	877 ± 71	698 ± 73	0,79 ± 0,06	17,5 ± 2,0	1,99 ± 0,21
100 Watt	1438 ± 109	1249 ± 123	0,87 ± 0,06	30,3 ± 3,5	2,11 ± 0,19
150 Watt	2043 ± 230	1946 ± 218	0,95 ± 0,08	44,0 ± 5,9	2,15 ± 0,24
Tourenzahl 60 Umdrehungen pro Minute					
100 Watt	1554 ± 99	1290 ± 118	0,83 ± 0,07	30,3 ± 3,0	1,93 ± 0,23
150 Watt	2123 ± 147	1835 ± 72	0,88 ± 0,05	46,0 ± 5,2	2,16 ± 0,27
200 Watt	2612 ± 195	2575 ± 157	0,97 ± 0,07	65,6 ± 6,4	2,50 ± 0,24

Tabelle 5. Ventilations- und Kreislaufgrößen bei unterschiedlicher Arbeitsökonomie. Wattbelastung 100 Watt (Tourenzahl 40)

	Durch-schnitts-werte	ökono-mischer Kreislauf	unökono-mischer Kreislauf	Arbeits-begrenzende Faktoren
O_2-Aufnahme ml	1400–1600	1400–1500	1500–1600	keine steady state-Werte
Atemminuten-volumen Liter	35–45	30–35	45–55	Erhöhung des AMV über 50 Liter
Atemäquivalent	2,5–3,0	2,2–2,4	3,0–4,0	Anstieg über 4,0
Pulsfrequenz Schl/min	110–130	90–110	140–150	Anstieg über 150 Schl/min
Blutdruck mmHg	180/85	170/80	220/110	Blutdruck-erhöhungen über 200 mmHg syst. 100 mmHg diast.

Zur Erfassung des Atemäquivalents ist eine gleichzeitige Bestimmung der Sauerstoffaufnahme und des Atemminutenvolumens notwendig. Ein hoher Quotient besagt, daß für die aufgenommene Menge an Sauerstoff ein relativ großes Atemminutenvolumen benötigt wird; während umgekehrt ein niedriger Quotient zum Ausdruck bringt, daß für die aufgenommene Sauerstoffmenge ein kleineres Atemminutenvolumen benötigt wird. Infolge der großen Streubreite des Atemäquivalents in Ruhe ist der Aussagewert gering; erst bei Belastung kommt es zu einer Einengung der Streubreite und damit zu einer Erhöhung der Aussagemöglichkeit. Besonders hohe Atemäquivalentwerte finden sich bei Personen mit sog. nervösem Atemsyndrom, unter krankhaften Bedingungen bei Patienten mit Lungendiffusionsstörungen oder einer Verminderung der pulmonalen Diffusionsfläche, mechanischer Behinderung der Atmung und zentraler oder peripherer Störung der Atemregulation. Aus der jeweiligen Höhe der Arbeitsatemäquivalentwerte läßt sich ein ungefährer Anhaltspunkt über das Ausmaß der Ventilationsstörung, jedoch nicht über den zugrundeliegenden pathologischen Prozeß, gewinnen. Die Leistungsbreite eines Menschen kann infolge einer gestörten Atmung mehr oder weniger eingeschränkt sein; hohe Werte des Atemäquivalents können eine arbeitsbegrenzende Wirkung haben.

In ähnlicher Weise, wie das Atemäquivalent einen Einblick in die Ökonomie der Atmung ermöglicht, stellt das *Sauerstoffäquivalent oder der Sauerstoffpuls* eine wichtige Verhältnisgröße zur Beurteilung der Kreislaufökonomie dar.

Unter der Bezeichnung Sauerstoffpuls verstehen wir diejenige Menge Sauerstoff in ml, die pro Pulsschlag aufgenommen bzw. transportiert wird. Zu seiner Bestimmung ist also eine gleichzeitige Registrierung der Sauerstoffaufnahme und Pulsfrequenz notwendig.

Untersuchungen an verschiedenen Personengruppen unterschiedlicher Leistungsbreite haben im einzelnen ergeben, daß sich schon in Ruhe und auf niedrigen Belastungsstufen aus der Größe des Sauerstoffpulses Aussagen über die Leistungsbreite des Kreislaufes machen lassen. Je größer die Sauerstoffaufnahme pro Herzschlag und damit der Sauerstoffpuls ist, um so *ökonomischer* arbeitet der Kreislauf und um so größer ist seine Leistungsbreite.

Die fortlaufende Registrierung der genannten Größen erscheint daher für die Klinik und die Gutachtertätigkeit sowie in leistungsmedizinischer Hinsicht bedeutungsvoll, da wir auf diese Weise objektive Kriterien erhalten, um einmal die jeweilige Untersuchungsperson von Überlastungen zu schützen. andererseits aber Arbeitsunwillige zu erkennen. Wenn jemand behauptet. nicht mehr weitermachen zu können, obwohl Atemäquivalent und respiratorischer Quotient noch verhältnismäßig niedrig sind, wird man Zweifel in die Angaben des Betreffenden setzen dürfen. Wir gewinnen ferner durch die Bestimmung dieser Äquivalentwerte die Möglichkeit einer Analyse einzelner Funktionskreise und können bei einer Störung durch entsprechende therapeutische Maßnahmen diese auszugleichen versuchen. Schließlich haben wir für die Therapiekontrolle gerade in der Bestimmung dieser Größen ein wertvolles Hilfsmittel.

Literatur

1. Allela, A.: Steuerung der Coronardurchblutung. Probleme der Coronardurchblutung. Bad Oeynhausener Gespräche II. 18.–19. 10. 1957. Berlin 1958
2. Åstrand, P. O.: Experimental studies of physical working capacity in relation to sex and age. Kopenhagen 1952
3. Balke, B.: Optimale körperliche Leistungsfähigkeit, ihre Messung und Veränderung infolge Arbeitsermüdung. Arbeitsphysiologie (15 (1954), S. 311
4. Borgard, W.: Beitrag zur Funktionsprüfung von Herz und Kreislauf. Klin. Wschr. 17 (1938), S. 73
5. Dietrich, S.; Schwiegk, H.: Angina pectoris und Anoxie des Herzmuskels. Z. f. klin. Med. 125 (1933), S. 195–242
6. Dimond, E. G.: The Exercise electrocardiogram in office practice. Springfield 1961
7. Die Funktionsdiagnostik des Herzens. 5. Freiburger Symposion an der med. Univ.-Klinik vom 6.–8. 6. 1957. Schriftleitung Klepzig. Berlin 1958
8. Herbst, R.: Der Gasstoffwechsel als Maß der körperlichen Leistungsfähigkeit. I. Die Bestimmung des Sauerstoffaufnahmevermögens beim Gesunden. II. Der Gasstoffwechsel als Maß der körperlichen Leistungsfähigkeit. III. Untersuchungen am Herzkranken. Dtsch. Arch. klin. Med. 162 (1928), S. 33–257
9. Hill, A. V.; Flack, M.; Long, C. N. H.; Lupton, H.: Muscular Exercise, lactic acid, and the supply and utilization of oxygen. Parts: I–III; IV–VI; and VII–VIII. Proc. Roy. Soc. London 96 (1924–1925), S. 438–455. 97 (1924–1925), S. 84–155
10. Karrasch, K.; Müller, E. A.: Das Verhalten der Pulsfrequenz in der Erholungsperiode nach körperlicher Arbeit. Arbeitsphysiologie 14 (1951), S. 396
11. Kirchhoff, H. W.: Anwendung moderner Untersuchungsverfahren bei der Abgrenzung unklarer Kreislaufbefunde im Rahmen der Untersuchung auf Wehrfliegerverwendungsfähigkeit. Zbl. Verk. Med., Verk. Psych., Luft- u. Raumf. Med. 9 (1963), Nr. 1, S. 1–10
12. Kirchhoff, H. W.: Die Bedeutung der Elektrokardiographie für die Luftfahrtmedizin. Hellige Mitt. f. d. Med. 3 (1963), Nr. 5, S. 3–15
13. Kirchhoff, H. W.: Untersuchungen über das Verhalten von Pulsfrequenz und Blutdruck im Belastungsversuch. Wehrmed. 1 (1963), Nr. 1, S. 11–26
14. Kirchhoff, H. W.: Untersuchungen zur Beurteilung der Leistungsfähigkeit. Wehrdienst und Gesundheit 4 (1962), S. 1–32
15. Kirchhoff, H. W.; Reindell, H.: Das Verhalten des respiratorischen Quotienten

und des Atemäquivalentes bei Menschen unterschiedlicher Leistungsbreite im Belastungsversuch. Verh. Dtsch. Ges. Inn. Med. 62 (1956), S. 587–591

16. Knebel, R.: Belastungsproben von Herz und Kreislauf zum Nachweis von Funktionsstörungen. Ärztl. Praxis (1957), S. 1–9
17. Knipping, H. W.; Bolt, W.; Valentin, H. u. a.: Untersuchung und Beurteilung des Herzkranken. Praktische Routineuntersuchung, präoperative Herzdiagnostik, Funktionsanalyse für die Herzprophylaxe und Sporttherapie, Cor pulmonale. Stuttgart 1960
18. Küchenmeister, H.: Klinische Funktionsdiagnostik. Stuttgart 1958
19. Lehmann, G.; Michaelis, H.: Die Messung der körperlichen Leistungsfähigkeit. Arbeitsphysiologie 11 (1941), S. 376
20. Lepeschkin, Eugen: Exercise Tests in the diagnosis of coronary heart disease. Symposium on coronary heart disease (1960), S. 85–100
21. Levy, R. L.; Patterson, J. E.; Clark, Th. E.; Bruenn, H. G.: The »Anoxemia Test« as an Index of the coronary Reserve. The Journal of the American Medical Association 117 (1941), Nr. 25, S. 2113–2119
22. Master, A. M. u. a.: The Electrocardiogram and the »twostep«-exercise test, a test of cardiac function and coronary insufficiency. Amer. J. med. Sci. 207 (1944), S. 435
23. Master, A. M. u. a.: The »twostep«-exercise and anoxemia tests. M. Clin. North Amer. 35 (1950), S. 705
24. Mellerowicz, H.: Ergometrie; Grundriß der medizinischen Leistungsmessung für die innere Medizin, Arbeit-, Sport-, Versorgungs- und Versicherungsmedizin. München 1962
25. Moeller, J.: Der normale Blutdruck. Med. Klinik 58 (1963), Nr. 36, S. 1449 bis 1453
26. Müller, E. A.: Die Messung der körperlichen Leistungsfähigkeit mit einem einzigen Prüfungsverfahren. Köln 1961. (Forschungsberichte des Landes Nordrhein-Westfalen, Nr. 1031.)
27. Müller, E. A.; Salomon, H.; Huelzer, G.: Der Leistungs-Puls-Index als Maß der Leistungsfähigkeit. Arbeitsphysiologie 14 (1950), S. 271
28. Neuhaus, G.: The Modification of the Levi's-Test for drug tests in patients with coronary insufficiency. Jap. Circulat. J. 25 (1961), Nr. 3, S. 318–319
29. Nylin, G.; de Fazio, V.; Marsico, F.: The hypoxaemia test: An analysis of 1130 tests. Cardiologia 17 (1950), Nr. 3/4, S. 191–209
30. Reindell, H.; Kirchhoff, H. W.: Über kombinierte Funktionsprüfungen des Kreislaufes und der Atmung. I. Mitt.: Untersuchungen an Menschen mit durchschnittlicher Leistungsbreite und an Hochleistungssportlern. II. Mitt.: Untersuchungsergebnisse bei Patienten mit Regulationsstörungen des Kreislaufes und der Atmung.
    Dtsch. med. Wschr. 81 (1956), Nr. 15 u. 17, S. 592/595–598 u. 659–661
    Dtsch. med. Wschr. 81 (1956), Nr. 26, S. 1048–1053
31. Rossier, P. H.; Bühlmann, A.; Wiesinger, K.: Physiologie und Pathophysiologie der Atmung. Berlin 1958

32. Schellong, F.: Regulationsprüfung des Kreislaufs. Darmstadt 1954 Funktionelle Differentialdiagnose von Herz- und Gefäßstörungen. Bearb. von B. Lüderitz. – (Kreislauf-Bücherei, Bd. 2)
33. Schmidt, J.: Hämodynamik und Elektrokardiogramm. Unter besonderer Berücksichtigung der angeborenen Herzfehler. München 1961
34. Schmidt-Voigt, J.: Untersuchungsmethoden des Herzens. I. Diagnostische Hilfen durch das Elektrokardiogramm. Praxis der Herz- und Kreislauferkrankungen. München 1964, S. 1954. (Almanache für die ärztliche Fortbildung)
35. Simonson, E.: Differentiation between normal and abnormal in Electrocardiography. St. Louis 1961
36. Wirth-Solederer, R.: Der Vektor-Peiler nach Wirth-Solederer. Intern. Praxis 1 (1961), S. 301–303

III. ZUR KLINIK DER REGULATIONSSTÖRUNGEN

1. Allgemeines

Regulationsstörungen des Herzens und des Kreislaufs stellen sich als Ordnungsmängel der Herz- und Kreislaufsteuerung dar, die sowohl mit Fehlleistungen im kardiovaskulären System als auch mit Änderung im Befinden und Verhalten der betroffenen Personen einhergehen. Diese Definition von L. DELIUS (4 u. 5) umreißt nach unserer Meinung am besten das Wesen dieser Störungen und Krankheiten.

Wir können im einzelnen ein- oder mehrgestaltige Formen der Regulationsstörungen nachweisen. Hierbei haben wir jedoch nicht allein die einzelnen Kreislaufgrößen unter Ruhebedingungen zu erfassen, sondern müssen vielmehr versuchen, die einzelnen Kreislaufgrößen während Belastung oder im Stehen zu ermitteln.

Aus diesem Grunde messen wir der Durchführung von Funktionsuntersuchungen, die alle mehr oder weniger Regulationsprüfungen sind, große Bedeutung bei. Es ergibt sich dabei eine Labilität der Regulation oder, wie es CHRISTIAN (2) und MECHELKE (21) formulieren, »die mangelhafte Sicherung jener Einrichtungen, die normalerweise die Stabilität des Kreislaufes garantieren als geordnete Anpassung der Blutverteilung, des Blutdruckes, der Herzaktion, der Atmung an innere und äußere Anforderungen«.

Es ist möglich, einzelne akute und chronische Formen — je nach Prävalenz — hypotone oder hypertone Regulationsstörungen, Störungen der Koronardurchblutung oder periphere Durchblutungsstörungen voneinander abzugrenzen.

Ihnen allen ist gemeinsam, daß sie mit einer mehr oder weniger deutlichen Leistungsminderung einhergehen, zu einer Vielzahl von Symptomen führen können und sich in prognostischer Hinsicht — allerdings je nach Art der zugrunde liegenden Störung — zu ernsten Krankheitsbildern ausweiten können.

Zum Wesen der Regulationsstörungen des Kreislaufs und Herzens gehört eine enge Verflechtung des subjektiven und objektiven Störungsanteiles.

Die subjektive Beeinträchtigung ist dabei oft größer; Regulationsstörung und Befinden beeinflussen sich wechselseitig. Sie sind daher von der Umwelt, von äußeren, inneren, physischen und psychischen Faktoren abhängig. Von der Persönlichkeit des Betreffenden werden die Beschwerden, der Befund und das Krankheitsgefühl weitgehend geformt und bestimmt.

2. Das subjektive Beschwerdebild

Die Beschwerden bei Regulationsstörungen des Kreislaufes und des Herzens sind bunt und vielschichtig. Sie reichen von geringen Palpitationen in der Herzgegend bis zum bedrohlich empfundenen Schmerz und von dem Gefühl der Mattigkeit bis zu schwerer, lähmender Untätigkeit.

In erster Linie werden Mißempfindungen, die um das Herz kreisen und durch das Herz veranlaßt werden, geäußert. Herzschmerz und Angst sind untrennbar miteinander verbunden. Herzangst bezieht sich immer auf die Bedrohung der individuellen Existenz, wobei Ursache und Ausmaß unterschiedlich sind. Symptome können sein: Zeitweises Druck- und Beklemmungsgefühl, umschriebenes Herzstechen, Stolpern, Auftreten von Herzunregelmäßigkeit, unbestimmte Herzunruhe oder ein vernichtendes Krankheitsgefühl mit starkem Herzdruck und messer- bzw. nadelstichartigen Schmerzbeschreibungen. Der Präkordialschmerz ist meist in der Gegend der Herzspitze im Bereich der Mamillen oder unterhalb der Mamma lokalisiert. Oft tritt er erst eine gewisse Zeit nach körperlicher Anstrengung auf. Der Herzschmerz kann diagnostische Schwierigkeiten bereiten. Eine Interkostalneuralgie, rheumatische Beschwerden in der linken Schulter, zervikale Reizsymptome von seiten der Hals- und Brustwirbelsäule, Osteochondrosen, und das Schulter-Hand-Syndrom, das zu Irritation vegetativer Fasern führen kann, müssen ausgeschlossen werden. An Hiatushernien, Pankreaserkrankungen, Pleuraschwarten, Ösophagusdivertikel und hochsitzende Magengeschwüre ist zu denken.

Besonders schwierig ist jedoch die diagnostische Trennung funktionell ausgelöster von organisch bedingten Schmerzen. Man sollte aus der Lokalisation keinen differentialdiagnostischen Schluß ziehen; denn die funktionell bedingten Herzsensationen unterscheiden sich, was ihre Intensität, Dauer und ihre subjektiven Erlebniswerte angeht, nicht von den durch andere Ursachen, insbesondere Koronarsklerose, bewirkten Anfällen. Die Häufigkeit verschiedener subjektiver Symptome – in einer Tabelle über organisch Herzkranke und funktionell Gestörte von K. Donat u. E. Gadermann (13) dargestellt – sind bei Kranken mit Störungen der Herz- und Kreislauffunktion so hoch, daß im Einzelfall die Zuordnung eines Patienten zu einer dieser Gruppen nur aus dem Beschwerdebild nicht möglich ist (Abb. 9).

Bei Beschwerden des Kreislaufs und des Herzens ist immer eine klinische Untersuchung erforderlich. Aufschlußreich kann der Anlaß des Auftretens derartiger Sensationen sein, den es stets zu berücksichtigen gilt. Für funktionelle Schmerzen sprechen Angaben wie Wundsein, Brennen, dumpfer Druck – oft längere Zeit anhaltend –, Hyperalgesie der linken Brustseite oder messer- bzw. nadelstichartige Schmerzbeschreibungen. Auslösende

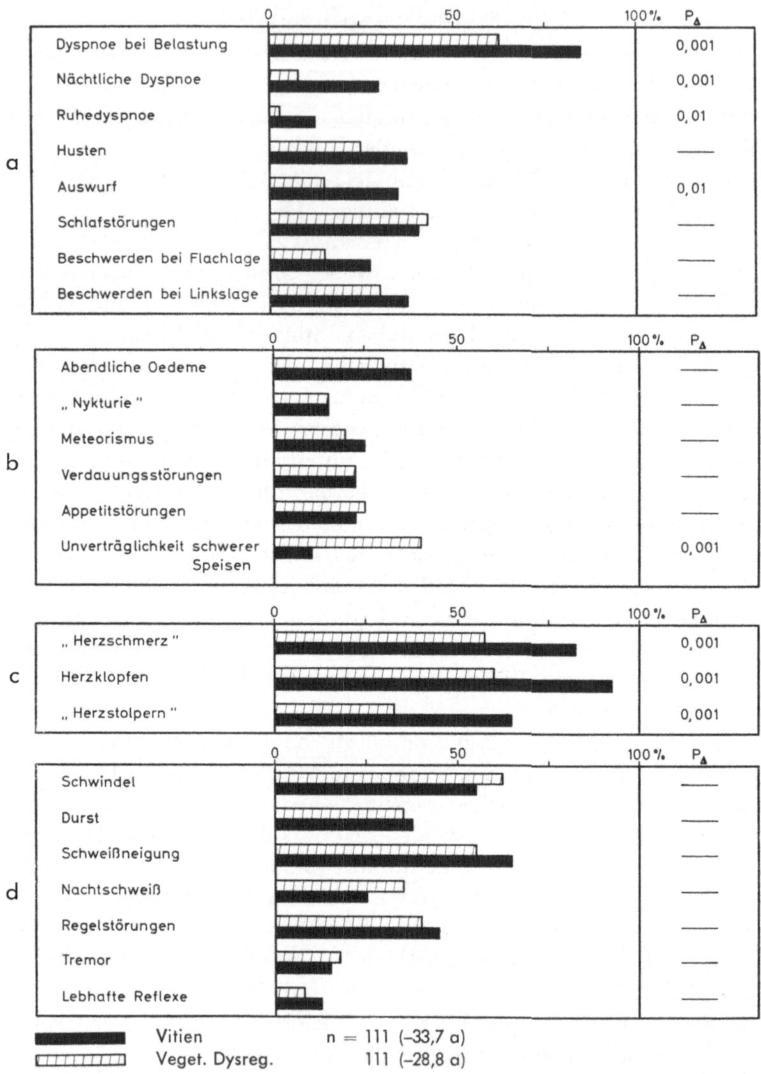

Abb. 9 *Beschwerdehäufigkeit bei 111 Patienten mit organischem Herzfehler und bei 111 Patienten mit vegetativer Dysregulation (Nach K. Donat u. E. Gadermann) a = Beschwerden, die auf eine Stauung im kleinen Kreislauf, b = Beschwerden, die auf eine Stauung im großen Kreislauf bezogen werden können, c = Auf das Herz bezogene Beschwerden, d = Vegetative Symptomatik, P = Irrtumswahrscheinlichkeit der Differenz*

Ursachen sind häufig klimatische Einflüsse, föhniges Wetter, Kaltfronten, Zufuhr von Genußmitteln und Nikotinabusus. Interessanterweise treten diese Erscheinungen gerade bei Erwartungsangst, z. B. vor Examen oder schwierigen Aufgaben auf. Sie verschwinden nach Aufhören des akuten Zustandes wieder. Die Tabelle von K. DONAT und E. GADERMANN (13) zeigt eindeutig, daß Fehlregulation und funktionelle Fehlsteuerung sich in Symptomen äußern können, die keineswegs bagatellisiert werden sollten, denn unter Umständen können sie ein erstes Warnsignal sein und verlangen rechtzeitige Untersuchung.

Alle diese Erscheinungen können mit unangenehmen Allgemeingefühlen, Schwindel und Schwarzsehen, Neigung zu Kollaps usw. verbunden sein. Auch hier sind Klagen über die Beeinträchtigung der Leistungsfähigkeit, das Gefühl des Nicht-Mehr-Könnens, Schwächegefühl, das Eingeständnis, seine Tätigkeit im Beruf oder am Arbeitsplatz nicht mehr recht ausfüllen zu können, charakteristisch. Oft besteht eine Empfindlichkeit gegenüber Kaffee, Wein oder anderen Genußmitteln.

Weitere wichtige Angaben sind leichte Ermüdbarkeit am Morgen, die im Laufe des Tages allmählich abklingt oder erhebliche Erschöpfungszustände, die bereits durch relativ geringe körperliche Anstrengungen bedingt sind.

Jede Stelle eines Funktionskreises kann in Anspruch genommen werden. Es kann auch von allen diesen Stellen zum Einbruch von Störungen aus krankhaften Prozessen der Nachbarschaft kommen. So erklären sich die Vielzahl der betroffenen vegetativen Funktionen, Störungen des Wasserhaushaltes in Form von Pollakisurie oder Oligurie, vegetative Hautsymptome wie Hitzewallungen, Erröten und Erblassen, Akroparästhesien, Schwindelerscheinungen, Ohrensausen, Aerophagie und Auftreten eines ROEMHELDschen Symptomenkomplexes.

Dominierend für das Auftreten derartiger Sensationen sind oft Bedingungen, die aus dem Hintergrund der Psyche wirksam werden. Unbewußte Angst, plötzliche Erregung und Schreck haben als auslösende Ursache vorrangige Bedeutung. Vor allem sind Bedrohung der Existenz, der Lebensaufgabe, Fragen nach dem Lebenssinn von starker Wirksamkeit. Konfliktsituationen, Unsicherheit der Ichpersönlichkeit, mangelnde Anpassungsfähigkeit an physische oder psychische Belastung treffen das Herz als Organ einer somatischen Manifestation. Oft besteht übersteigertes Pflichtgefühl, das mit starren Moralvorstellungen verbunden ist. Die Grenze zwischen »normal« und »neurotisch« ist dann kaum festzulegen. Ferner spielt das Anspruchsniveau, das ein Mensch an seine eigenen Leistungen stellt, eine Rolle. Je höher das Anspruchsniveau ist, je stärker sich eine Person mit dem

Leistungsziel identifiziert, desto intensiver begleiten emotionale Reaktionen alle Zeichen, die auf Erfolg oder Mißerfolg hinweisen.

SCHULTE (26) weist andererseits mit Recht darauf hin, daß seelische Belastung nicht unbedingt krankheitsfördernd zu sein braucht. Er betont vielmehr, daß zielgerichtete Anpassungen imstande sein können, die Entstehung oder das Auftreten für eine Weile oder für immer zu verhindern. Andererseits können Zeiten einer relativen Entlastung einen Wetterwinkel darstellen, der womöglich ereignisreicher ist als die Zeit der vorhergehenden Belastung selber.

Das eigentlich Pathogene ist oft nicht die grob-seelische Belastung als solche, nicht die emotionale Erschütterung, nicht Trauer, Schmerz, Enttäuschung, also nicht das, was offen zutage tritt, sondern das Uneingestandene, Nichtwahrgehabte, der verhaltene Konflikt zwischen den gesetzten Ordnungen und Triebwünschen.

Es ist daher nicht möglich, die Bejahung eines psychodynamischen Geschehens von der Frage abhängig zu machen, ob seelisch Alarmierendes in der Lebensgeschichte zu finden ist. Vielmehr sind die leeren Anamnesen, die darauf schließen lassen, daß alles glatt und unkompliziert, ohne Schwierigkeiten abgelaufen sei, verdächtig.

HOCHREIN (17 u. 18) hat die hauptsächlich nachweisbaren unspezifischen Allgemeinsymptome und die Symptome kardiogener Prägung wie folgt zusammengefaßt (siehe auch »Der objektive Befund«):

Tabelle 6

Unspezifische Allgemeinsymptome	
Müdigkeit, Mattigkeit	Nicht-mehr-Fertigwerden
Leistungsschwäche	Schlafstörungen
Nachlassen der körperlichen und geistigen Kräfte	Nervöse Übertüchtigung
Vergeßlichkeit, Konzentrationsschwäche	*Symptome kardiogener Prägung*
Mangelnde Initiative	Sensationen in der Herzgegend
Verstimmung, Lustlosigkeit	Herzklopfen, Herzunruhe
Reizbarkeit, Ungeduld	Kältempfindlichkeit des linken Armes
Unbestimmbares Angstgefühl	Absterben des linken Armes
Antriebsarmut	Schulter-Hand-Syndrom
Kontaktschwäche	Unverträglichkeit linker Seitenlage
Erregbarkeit, Unausgeglichenheit	Freiwilliger Verzicht auf Kaffee und Nikotin
Innere Unruhe – Unsicherheit	Anfallsweise Kurzatmigkeit
Hast, Gehetzt-, Gejagtfühlen	

3. Der objektive Befund

Symptome einer Vasolabilität weisen auf Regulationsstörungen des Kreislaufs und Herzens hin. Diese Symptome sind kalte Hände und Füße, Neigung zum Erröten, Akrozyanose, verstärkter Dermographismus, vasomotorische Ödeme, erhöhte Schweißneigung, Akroparästhesien, habituelle Kopfschmerzen, migräneartige Beschwerden und Erythema fugax. Auffällig ist Gesichtsblässe, die auf einer mangelhaften Füllung der spastisch verengten arteriellen Kapillargebiete beruht und die im Liegen verschwindet. Die periphere Akrozyanose ist oft von sekretorischen Störungen begleitet. Als Folge der lokalen Schweißabsonderung hat die Haut eine sulzig-weiche Konsistenz.

Der Herzspitzenstoß tritt zum Teil als umschriebene, starke, sicht- und fühlbare Pulsation in Erscheinung. Er hat häufig einen schleudernden oder erschütternden Charakter. Der Herzspitzenstoß kann in eine diffuse sichtbare Pulsation der Brustwand übergehen und läßt sich durch Handauflegen deutlich palpieren. Bei der Perkussion ergeben sich dabei normale Herzgrenzen.

Bei der Auskultation können akzidentelle Geräusche nachgewiesen werden. Das akzidentelle Geräusch ist oft von wechselnder Intensität, kann nach Lagewechsel oder Veränderungen der Herztätigkeit verschwinden und eine weitere phonokardiographische Abklärung notwendig machen. Spezielle Kreislaufsymptome sind in erster Linie Änderungen des Herzrhythmus in Form einer Tachykardie, Bradykardie bzw. respiratorischen Arrhythmie. Man hat versucht, aus dem Pulsfrequenzverhalten, insbesondere bei der Ausprägung einer respiratorischen Arrhythmie, Rückschlüsse auf den funktionellen Störungsgrad zu ziehen. Diese Untersuchungen ergaben jedoch keine eindeutige Beziehung. Es läßt sich nur ganz allgemein sagen, daß der Nachweis einer respiratorischen Arrhythmie ein wichtiger Hinweis für das Vorliegen einer funktionellen Beeinträchtigung sein kann. Auch die Anwendung des Carotissinus- bzw. Bulbusdruckversuches hat in der Diagnostik funktioneller Störungen keine wesentlichen zusätzlichen Beiträge liefern können. Das Blutdruckverhalten kann gewisse Hinweise geben: Funktionelle Störungen zeichnen sich durch stärkere Schwankungen sowohl der systolischen als auch der diastolischen Werte aus. Charakteristisch sind mehr oder weniger ausgeprägte Tagesschwankungen der Blutdruckwerte, die sogar in den hypotonen bzw. hypertonen Bereich ragen können. Bei Kranken mit nervösen Herz- und Kreislaufstörungen zeigt das Elektrokardiogramm bestimmte Charakteristika. Neben dem schon besprochenen Pulsfrequenzanstieg und der respiratorischen Arrhythmie, haben FRIESE und HAID (14) vor allem auf eine höhere Spannung der QRS-Gruppe und Amplitudenerniedrigung der T-Zacke hingewiesen, wobei T isoelektrisch bzw. negativ sein kann. Die QT-Dauer ist relativ lang. Extrasystolen sind häufiger als beim Herz- und Kreislaufgesunden. Im Stehversuch zeigen sich oft ST-Senkungen in Ableitung II—III, meistens mit hohen P-Zacken einhergehend, während die T-Zacke eine Amplitudenabnahme aufweist.

Nach Belastung ist sowohl die Pulsfrequenzsteigerung als auch die respiratorische Arrhythmie ausgeprägter als bei gesunden Vergleichspersonen. Es finden sich häufiger flüchtige ST-Senkungen. Besonders charakteristisch sind Tagesschwankungen, auf die insbesondere SCHELLONG (24) aufmerksam gemacht hat, wobei vor allem auf Formabweichungen der T-Zacke hinzuweisen ist.

Störungen des Herzrhythmus, die als anfallsartige Rhythmusstörungen beobachtet werden, sind besonders zu erwähnen. Sie können plötzlich und schlagartig auftreten, Minuten bis Stunden dauern und wieder in einen normalen Herzrhythmus übergehen. Meistens handelt es sich um paroxysmale supraventrikuläre Tachykardien, die heterotopen Reizbildungszentren der Vorhofmuskulatur oder des AV-Knotens entstammen. Der QRS-Komplex ist dabei nicht verändert; erst bei längerem Bestehen können sich Ermüdungserscheinungen in Form einer QRS-Verbreiterung äußern.

Bei einer derartigen paroxysmalen Tachykardie sind objektiv starke vegetative Zeichen wie Blässe, Wechsel der Gesichtsfarbe, Schweißausbrüche, Erbrechen, Urina spastica und Veränderungen des Atemtyps nachweisbar. Eine allgemeine vegetative Labilität kann wohl nicht der einzige auslösende Faktor bei derartigen Rhythmusstörungen sein. Es bedarf vielmehr noch anderer, höchstwahrscheinlich im Herzen selbst gelegener Faktoren, die dann im Sinne einer »konditionalen Synergie« zusammenwirken (DELIUS; 6, 7, 9).

Das Verständnis für derartige Zusammenhänge wird durch den von DOERR und GOERTLER geprägten Begriff der »angeborenen Betriebsstörungen« wesentlich erleichtert.

Die Autoren verstehen darunter morphologisch nicht faßbare »funktionelle Mißbildungen«, deren Strukturen im submikroskopischen Bereich zu suchen sind. Sie entstehen genau so wie die anatomisch nachweisbaren Entwicklungsstörungen durch Schädigung während der pränatalen Zeit oder sind vererbte in den Genen fixierte Abnormitäten.

Diese Mißbildungen stellen eine Gewebsminderwertigkeit dar, die entweder von Geburt an manifest sind oder als locus minoris resistentiae zunächst latent bleiben, um später den Boden für klinisch faßbare Betriebsstörungen abzugeben oder eine Krankheit auszulösen. Dabei ist die Möglichkeit vorstellbar, daß eine ererbte oder eine pränatal erworbene, von Geburt an manifeste »Gewebsminderheit« im

Reizleitungssystem oder in der Arbeitsmuskulatur des Herzens zu örtlich umschriebener, erhöhter Erregbarkeit und zu einer veränderten Erregungsdauer myokardialer Fasern führen kann. Diese Anomalien der Herzerregung können schließlich erst im postnatalen Leben »erworben« auftreten, wenn die Gewebsminderwertigkeit zunächst latent bleibt und durch später einsetzende Erkrankungen oder durch abnorme zentralnervös-vegetative Einflüsse manifest wird.

In jüngster Zeit haben TOBIEN und GÖTTING (28) eine Symptomentrias, die aus einem kurzen AV-Intervall, Neigung zu paroxysmaler Tachykardie und allgemeiner vegetativer Labilität besteht, beschrieben. Die PQ-Zeit liegt bei diesem Syndrom unter 0,12 Sek. Häufiges Auftreten paroxysmaler Tachykardien wurde statistisch bewiesen. Derartige Rhythmusstörungen sind in die gleiche Kategorie wie das sogenannte WPW-Syndrom einzureihen, das oft als Folge einer anatomisch nachweisbaren Entwicklungsstörung und häufig auch bei funktionellen Syndromen vorkommt.

Der Nachweis einer PQ-Verkürzung im Elektrokardiogramm scheint ein auffälliger Hinweis für das Bestehen funktioneller Kreislaufstörungen zu sein. Bei eigenen Untersuchungen über das Verhalten des AV-Intervalls in der Entwicklungszeit zeigte sich ein enger Zusammenhang zwischen einer PQ-Verkürzung und einer ausgesprochenen funktionellen Überregbarkeit vor allem im Entwicklungsabschnitt der Präpubertät.

Innerhalb der einzelnen Entwicklungsstufen des Kindes und Jugendlichen lassen sich bestimmte Gesetzmäßigkeiten hinsichtlich der Kreislaufregulation aufzeigen, wobei sich innerhalb der Entwicklungszeit die Regulationsweise von Kreislauf und Atmung ändert. Diese Wandlung kommt sowohl in einer Richtungsänderung der verschiedenen Faktoren, wie Schlagfrequenz, Pulswellengeschwindigkeit, Schlag-Minutenvolumen und Blutdruck, als auch in ihrem gegenseitigen Abhängigkeitsverhältnis zum Ausdruck.

Selbst das Kreislaufverhalten ist vom Entwicklungsstand bei *Belastungsprüfungen* in gewisser Weise abhängig. Während das junge Kind sich einer erhöhten Arbeitsanforderung durch eine fein regulierte Arbeitsweise von Herz und Kreislauf anpassen kann, kommt es in der Präpubertät häufig zu überschießenden Reaktionen und Störungen der Regulation und Koordination einzelner oder mehrerer Funktionseinheiten des Kreislaufs. Erst in der eigentlichen Pubertät werden die Voraussetzungen für eine weitreichende Anpassungsfähigkeit der Kreislauforgane geschaffen. Der jugendliche Organismus in diesem Entwicklungsabschnitt ist in der Lage, körperliche Höchstleistungen zu vollbringen.

Die Herzgröße nimmt fast sprunghaft zu.

Im Arbeitsversuch kann nachgewiesen werden, daß sich die früher vorherrschende frequenzbetonte Arbeitsweise des Kreislaufes in diesem Lebensabschnitt in eine mehr volumenbestimmte wandelt. Es ist gerade der biologische Sinn der Kindheitsphase, die in der Anlage mitgegebenen Potenzen optimal ausreifen zu lassen, um so eine möglichst weitgehende Anpassung an die Forderungen des Lebens zu ermöglichen. Dazu benötigt aber der Organismus Zeit und eine langsame, schrittweise Entwicklung.

Durch die heute auf das Kind einwirkende Reizüberflutung, die seelische und körperliche Überforderung kann die physiologische Entwicklung jedoch nicht voll zur Ausreifung gelangen. Viele der Möglichkeiten, die dem jugendlichen Organismus innewohnen, können nicht voll zur Entfaltung gebracht werden (19 u. 20).

Wenn hier kurz auf die Kreislaufregulation des Kindes eingegangen wurde, so deshalb, weil – nach unserer Auffassung – ein großer Teil der funktionellen Herz- und Kreislaufstörungen des Erwachsenen ihren Ausgangspunkt schon im Kindesalter haben kann. Wir können in den einzelnen Entwicklungsabschnitten Störungen der Kreislaufregulation nachweisen, die in ihrem hämodynamischen Bild denen der späteren Lebensjahre ähneln.

Außerdem wird durch katamnestische Untersuchungen, besonders in amerikanischen Schriften, überzeugend nachgewiesen, daß ein großer Teil der im Erwachsenenalter festgestellten Störungen der Gesamtregulation bis in die frühe Kindheit und Jugend zurückverfolgt werden kann.

Literatur

1. Aschoff, J.: Regelgrößen des Kreislaufes. Regulationsstörungen des Kreislaufes. 20. Fortbildungslehrgang in Bad Nauheim vom 24.–29. 9. 54. Hrsg.: Vereinigung der Bad Nauheimer Ärzte. Darmstadt 1955, S. 2–17. (Nauheimer Fortbildungs-Lehrgänge, Bd. 20)
2. Christian, P.: Herz und Kreislauf. Handbuch der Neurosenlehre und Psychotherapie, Bd. II: Spezielle Neurosenlehre. München 1959, S. 495–516
3. Christian, P.; Hase, B.; Kromer, W.: Statistische Untersuchungen über die sog. »nervösen« Herz- und Kreislaufstörungen. Arch. Kreisl.-Forsch. 20 (1954), S. 287
4. Delius, L.: Die Bedeutung der Herz-Kreislauf-Regulation und ihre Störungen. Regensb. Jb. ärztl. Fortb. 9 (1961), Nr. 1, S. 44–52
5. Delius, L.: Kardiovaskuläre Regulationsstörungen und kardiale Insuffizienzen. Medizinische (1957), Nr. 45, S. 1642–1647
6. Delius, L.: Die »nervösen« Herz- und Kreislaufstörungen, 2. Aufl. Stuttgart 1944. (Vorträge aus der praktischen Medizin, 5. Heft)
7. Delius, L.: Über die Änderung von Kreislauf- und Herzfunktion im Zusammenhang mit dem Erleben. Med. Welt (1964), Nr. 2, S. 73–83
8. Delius, L.: Die vegetative Dystonie. Intern. Praxis 1 (1961), S. 359–374
9. Delius, L.: Vegetative Regulationsstörungen des Herzens und des Kreislaufes. Zschr. Kreisl.-Forsch. 47 (1958), Nr. 5–6, S. 269–346
10. Delius, L.: Die vegetativen Herz- und Kreislaufstörungen. Definition und allgemeine Systematik. Praxis der Herz- und Kreislauferkrankungen. München 1964, S. 287–328. (Almanache für die ärztliche Fortbildung)
11. Delius, L.; Kempe, D.: Diagnose, Prognose und Therapie anfallsweiser Herzrhythmusstörungen. Medizinische (1959) Nr. 12, S. 491–500

12. Delius, L.; Witzleb, E.: Das Elektrokardiogramm bei Herz- und Kreislauffunktionsstörungen. Ärztl. Praxis 11 (1957), Nr. 47, S. 1–28
13. Donat, K.; Gadermann, E.: Über das vegetative Beschwerdebild bei Personen mit kardialer Symptomatik. Verh. Dtsch. Ges. Inn. Med. 68 (1962), S. 121
14. Friese, G.; Haid, F.: Über das Elektrokardiogramm nervöser Herz- und Kreislaufstörungen. Arch. Kreisl.-Forsch. 29 (1958), Nr. 1, S. 201–232
15. Hartmann, F.: Schmerz, vom Standpunkt des Internisten. Med. Welt (1964), Nr. 15, S. 807–816
16. Hauss, W. H.: Symptomatologie und Diagnostik der Kreislaufregulationsstörungen. Regulationsstörungen des Kreislaufes. 20. Fortbildungslehrgang in Bad Nauheim vom 24.–26. 9. 1954. Hrsg.: Vereinigung der Bad Nauheimer Ärzte. Darmstadt 1955, S. 33–42. (Nauheimer Fortbildungslehrgänge, Bd. 20)
17. Hochrein, M.: Gesunderhaltung und Wiedergesundung. Prophylaxe und Rehabilitation. Zusammengestellt aus den Vorträgen des 5. Saarländisch-pfälzischen Internistenkongresses in Bad Dürkheim und den Arbeiten der Med. Klin. der Städt. Krankenanst. Ludwigshafen a. R. München-Gräfelfing 1962
18. Hochrein, M.; Schleicher, I.: Herz-Kreislauferkrankungen. Angewandte Physiologie und funktionelle Therapie. Klinik und Therapie der Herz-Kreislauferkrankungen. Kapitel VII–XIV, 2. Band. Darmstadt 1959, S. 855–2196
19. Kirchhoff, H.-W.: Über den kindlichen Kreislauf. Ergebn. inn. Med. Kinderheilk. Neue Folge 5. Bd. Berlin 1954, S. 156–218
20. Kirchhoff, H.-W.: Vegetative Kreislaufregulationsstörungen. Berlin 1960, S. 83 bis 85. (Die Prognose chronischer Erkrankungen. Hrsg.: Friedrich Linneweh)
21. Mechelke, K.: Korrelation von Herz und Kreislauf zur Psyche und Konstitution. Münch. med. Wschr. 104 (1962), Nr. 30, S. 1361–1365
22. Moll, A.: Vegetative Einflüsse auf das Elektrokardiogramm. Intern. Praxis 1 (1961), S. 425–441
23. Probleme der zentralnervösen Regulation. Bad Oeynhauser Gespräche vom 27.–28. 10. 1961. Zus. gest.: L. Delius, H. P. Koepchen, E. Witzleb. Berlin 1962
24. Schellong, F.: Regulationsprüfung des Kreislaufs. Funktionelle Differentialdiagnose von Herz- und Gefäßstörungen. Bearb.: B. Lüderitz. Darmstadt 1954
25. Schmidt-Voigt, J.: Kreislaufstörungen in der ärztlichen Praxis. Symptomatik. Diagnostik. Therapie. Aulendorf 1950
26. Schulte, W.: Sinngehalt und Ausdruckswert. Psychologie und Anthropologie, Soziologie und Psychotherapie bei synkopalen Anfällen. Verhdl. Dtsch. Ges. Inn. Med. 28 (1962), S. 61–70
27. Thieding, Fr.: Herz- und Kreislauferkrankungen im Spiegel der Statistik. München-Gräfelfing 1962
28. Tobien, H.-H.; Götting, E.: Untersuchungen über die PQ-Zeit von Patienten mit paroxysmalen Tachykardien. Zschr. Kreisl.-Forsch. 52 (1963), Nr. 3, S. 252 bis 260

IV. DIE HYPOTONE KREISLAUFREGULATIONSSTÖRUNG

1. Allgemeines

Systolische Blutdruckwerte unter 110 mmHg beim Mann und unter 100 mmHg bei der Frau sowie diastolische Werte um 60–70 mmHg werden als hypoton bezeichnet. Man sollte diese Bezeichnung jedoch nur dann anwenden, wenn der Blutdruck mehrfach im Laufe des Tages bestimmt wird und sich bei wiederholten Kontrollen in den genannten Grenzen hält; dabei ist die Bestimmung des systolischen Wertes bedeutsamer als die des diastolischen.

Niedrige Blutdruckwerte kann man unter den verschiedensten physiologischen und pathologischen Verhältnissen beobachten. Sie finden sich als physiologische konstitutionsbedingte Variante bei trainierten Sportleuten, insbesondere Dauerleistungssportlern.

Eine Hypotonie kann in bestimmten Lebensabschnitten (Präpubertät, Klimakterium) vorübergehend nachweisbar sein. Sie kann aber auch als chronisches Zustandsbild längere Zeit bestehen.

Eine symptomatische Hypotonie findet sich bei organischen Herzklappenfehlern, wie der Mitral- und Aortenstenose, bei Perikarditis, allgemeiner Arteriosklerose, bei endokrinen Erkrankungen, Stoffwechselstörungen und Infektionskrankheiten. Im Gegensatz zu dieser symptomatischen Hypotonie kann die Hypotonie auch ein eigenes Krankheitsbild darstellen. Sie gewinnt für den Arzt und den Patienten dann *Krankheitswert*, wenn ein bestimmtes Beschwerdebild besteht und dieses zu nachweisbaren hämodynamischen Veränderungen in Beziehung gesetzt werden kann. Diese werden besonders dann erkennbar, wenn an den Kreislauf Ansprüche und Anforderungen gestellt werden, und er Belastungen körperlicher oder auch psychischer Art ausgesetzt wird.

2. Symptomatologie

Die *allgemeinen Klagen* von Patienten mit einer hypotonen Regulationsstörung sind: Mattigkeit, Leistungsschwäche, Kopfschmerzen, Schwindelgefühl und Neigung zu Ohnmachten, besonders bei längerem Stehen oder bei Lagewechsel aus horizontaler in senkrechte Körperhaltung. Außerdem kann Schwarzsehen, Neigung zu Schweißausbrüchen, Absterben bzw. Parästhesien der Extremitäten, psychomotorische Unruhe, Reizbarkeit und schnelle Erschöpfbarkeit bestehen. Herzsensationen in Form von stenokardischen Beschwerden werden angegeben. Häufig besteht lediglich ein unklares Druck- und Beklemmungsgefühl in der Herzgegend.

Symptome der Leistungsschwäche und orthostatische Erscheinungen bestimmen im wesentlichen das klinische Bild. Es werden Klagen über rasches Ermüdungsgefühl, einer Senkung des körperlichen, seelischen und geistigen Leistungsniveaus geäußert. Jegliches Arbeitsvorhaben bedarf eines vermehrten »Sichaufraffens«, eines Mehraufwandes an Energie, wodurch sich schnell ein physischer und psychischer Erschöpfungszustand entwickeln kann. Die Müdigkeit und Adynamie ist vor allem in den frühen Morgenstunden charakteristisch. Sie vermag sich im Laufe des Tages zu bessern und auszugleichen. Auffallend ist ein starkes Hervorstechen psychischer Symptome, wie Konzentrationsunfähigkeit, Gedächtnisschwäche, Unlust zu allen Handlungen und Entscheidungen. Diese Erscheinungen können mit lästiger Unruhe, innerer Spannung verbunden sein und sind oft Ausdruck dauernder Versagensangst. Häufig findet sich eine psychische Konfliktsituation. Bei der charakterologischen Untersuchung zeigt sich, daß es sich häufig um vom Leben Enttäuschte, um Antriebsschwache mit großen Ambitionen handelt. Es kann sogar zu einer reaktiven wie endogenen Depression kommen. Für das Gefühl der Depersonalisation sprechen Ausdrücke wie: »Es ist alles wie im Traum; alles ist so unwirklich«.

Tabelle 7. Symptomatik der hypotonen Regulationsstörung

Allgemeinsymptome	Neigung zu Schweißausbrüchen
Leitsymptom:	Vasomotorisch bedingte Kopf-
»Spannungslose Ermattung«	schmerzen
(Delius)	Gesichtsblässe
Abgespanntheit, Müdigkeit	Vermehrtes Schlafbedürfnis
Merkunfähigkeit, Gedächtnisschwäche	
Unsicherheit beim Gehen	
Flimmern vor den Augen	*Kreislaufsymptomatologie*
Neigung zu Übelkeit, Gähnen	Schwindel
Gefühl »nicht durchatmen zu	Mangelndes Leistungsvermögen
können«	Niedriger Blutdruck
Diffuse Schmerzen	Orthostatische Labilität
im ganzen Körper	Orthostatische Insuffizienz
Gürtel- oder Reifengefühl	Hohe Pulsfrequenz im Arbeitsversuch,
Verminderter Antrieb	oft Ermüdungspuls
Inaktivität – Resignation	Wechselnde Herzbeschwerden
Appetit-, Schlafstörungen	Akrozyanose

Längeres Stehen oder angespannte Arbeit können zu Schwindelgefühl, allgemeiner Unsicherheit, Gefühl der Leere, nauseaähnlichen Erscheinungen, aber auch zu Flimmern vor den Augen, Ohrensausen, vermehrtem Gähnen (oft Zwangsgähnen) führen. Zusätzliche Belastungen können die Beschwerden verstärken und schließlich ein Kreislaufversagen bewirken. Typisch sind Wortfindungsstörungen und allgemeine Adynamie. Von anderen Funktionskreisen kann der Gastrointestinaltrakt mitbetroffen sein. Gastritis und Ulcus gehen oft mit hypotoner Regulationsstörung einher. Es handelt sich hierbei wohl um koordinierte Erscheinungen der gleichen prämorbiden Persönlichkeit. Über Verlust der Libido und Potenz wird geklagt. Hitze und Bestrahlungen werden oft schlecht vertragen.

Der *objektive* Befund zeigt gewisse Charakteristika:

Es besteht ein müder Gesichtsausdruck mit halonierten Augen, Muskeltonus und Hautturgor sind herabgesetzt, die Sehnenreflexe abgeschwächt, oft besteht Gewichtsabnahme, Untertemperatur, Neigung zu Hypoglykämie. Das röntgenologisch bestimmbare Herzvolumen ist auffallend klein; im Stehen sind stärkere Füllungsschwankungen der Herzgröße nachweisbar. Das Ruhe-Elektrokardiogramm kann bestimmte Abweichungen aufzeigen, die für einen starken Einfluß des vegetativen Nervensystems auf die Herzstromkurven zu sprechen scheinen; typische Befunde werden jedoch erst im Belastungs- bzw. Stehversuch erhoben; denn erst die Antwort des Gefäßsystems auf Belastung entscheidet über die Leistungsfähigkeit der Regulation. Erst dann kann von einer hypotonen Regulationsstörung des Kreislaufes gesprochen werden, wenn während der Belastungsprüfung typische Abweichungen einzelner oder mehrerer Kreislaufgrößen nachweisbar sind, wobei besonders aus den erhaltenen Blutdruckwerten Hinweise zu dem offensichtlichen Mißverhältnis zu der vom Organismus geforderten Leistung erkennbar sind. Entsprechend dem klinischen Bild und dem Ausfall des Untersuchungsbefundes läßt sich dabei vor allem das sogenannte orthostatische Syndrom und die hypotone Regulationsstörung im Belastungsversuch voneinander abgrenzen.

Als funktionsdiagnostische Verfahren haben sich folgende Funktionsprüfungen bewährt:

1. Der Belastungsversuch bei definierter Arbeitsleistung, bei Bestimmung von Pulsfrequenz, Blutdruck und anderer Kreislaufgrößen.
2. Die Überprüfung von Pulsfrequenz und Blutdruck bei Lagewechsel.
3. Das Steh-Elektrokardiogramm.

3. Diagnostik

a) Der Arbeitsversuch

Untersuchen wir das Verhalten einzelner Kreislaufgrößen bei Patienten mit hypotoner Kreislaufregulationsstörung im Arbeitsversuch, d. h. bei definierter Arbeitsleistung, so lassen sich eine Reihe typischer Befunde nachweisen. Es finden sich

1. eine Einschränkung der Leistungsbreite;
2. hohe Pulsfrequenzwerte, oft im Sinne des Ermüdungspulses schon auf niedrigen Wattstufen;
3. ungenügende Blutdruckanstiege und ungleichmäßige Blutdruckregulation im Arbeitsversuch.

In Tabelle 5 sind einige typische Beispiele im Kreislaufverhalten bei Patienten mit hypotoner Kreislaufregulationsstörung dargestellt. Alle Patienten waren nicht in der Lage, Wattleistungen über 100 Watt unter steady state-Bedingungen zu erreichen. Wattleistungen von 50–75 Watt stellen die ungefähren Grenzwerte dar, die in längerer Arbeitszeit (10 Minuten) durchgehalten werden. Vergleichen wir dabei das Verhalten der Sauerstoffaufnahme mit den bei gesunden Vergleichspersonen erhobenen Befunden, so finden sich bei beiden Personengruppen keine wesentlichen Abweichungen, d. h., es lassen sich keine Hinweise auf das Leistungsvermögen gewinnen. Erst bei höheren Wattleistungen, die Patienten mit hypotoner Regulationsstörung nicht mehr unter steady state-Bedingungen erreichen, ist eine Verminderung des Sauerstoffaufnahmevermögens nachweisbar. Vergleichen wir das Verhalten der Kohlensäureausscheidung und das Verhalten des respiratorischen Arbeitsquotienten bei beiden Personengruppen, so liegen die Werte für die Kohlensäureausscheidung und den respiratorischen Quotienten bei Hypotonen höher als bei der gesunden Vergleichsgruppe.

Diese Befunde bestätigen, daß ein Anstieg der RQ auf Werte in Richtung 1,0 als arbeitsbegrenzender Faktor angesehen werden muß. Somit erhärten diese Befunde auch den Nachweis der Minderung des Leistungsvermögens und bestätigen in dieser Richtung die klinischen Angaben.

Entscheidend ist das Verhalten von *Pulsfrequenz* und *Blutdruck* im Arbeitsversuch. Die Pulsfrequenz liegt auf allen Belastungsstufen unter steady state-Bedingungen um 10—20 und mehr Schläge über den Werten, die bei gesunden Vergleichspersonen gewonnen wurden. Häufig sind auf Wattstufen von 60 oder 75 Watt keine steady state-Werte der Pulsfrequenz erzielbar, sondern die Pulsfrequenz zeigt laufende Anstiege bei gleicher Arbeitsleistung im Sinne des Ermüdungspulses. Bezüglich der absoluten Höhe der Pulsfrequenz ist die Feststellung wichtig, daß schon bei Grenzwerten von 130—140 Schl/min ein Arbeitsabbruch infolge Aufgabe und Nichtmehrkönnens erfolgen kann, die sogenannte kritische Herzfrequenz von 160 bis 170 Schl/min wird also oftmals überhaupt nicht erreicht. Die Anlaufzeit der Frequenzwerte bis zum Erreichen sogenannter steady state-Werte ist oft beträchtlich verlängert, während eine Versuchsperson durchschnittlicher Leistungsbreite bei einer Belastung von 50 Watt ein steady state in etwa 3–4 Minuten erreicht, benötigt der Hypotone dazu 6–8 Minuten, wenn er überhaupt ein steady state erreichen kann. Die Erholungszeit der Pulsfrequenz nach Ende der Belastung ist bei Hypotonen deutlich verlängert.

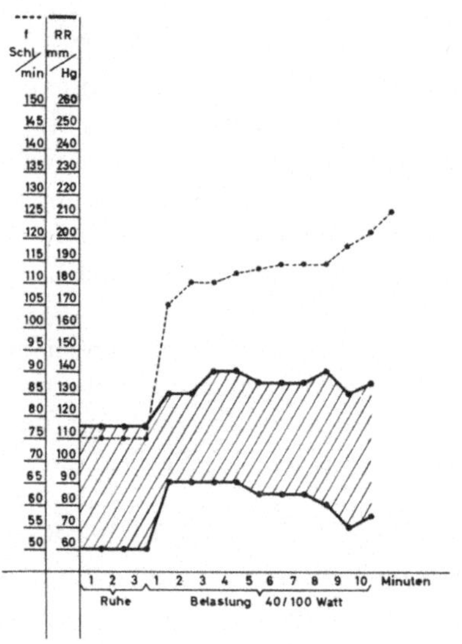

Abb. 10 *Hypotones Blutdruckverhalten, Ermüdungspuls*

Der systolische Blutdruckwert erhöht sich gegenüber einer definierten Arbeitsleistung ungenügend und nicht ausreichend. Der diastolische Blutdruckwert zeigt demgegenüber stärkeres Ansteigen, unregelmäßige Schwankungen, die ebenfalls häufig auch für den systolischen Arbeitswert charakteristisch sind. Die Blutdruckamplitude wird also nur ungenügend erweitert; das Auswurfvolumen des Herzens kann daher nicht ausreichend aufgenommen und weitergeleitet werden. So muß die Pulsfrequenz in stärkerem Maße als Kompensationsmechanismus herangezogen werden, um ein ausreichendes Schlagvolumen dem Körper zur Verfügung zu stellen. Dieser Regelmechanismus führt häufig zum Versagen und bewirkt einen Arbeitsabbruch.

Leistungsschwache Hypotoniker sind demnach im Belastungsversuch durch Besonderheiten im Puls- und Blutdruckverhalten charakterisiert. Sie passen sich erhöhter Arbeitsanforderung durch ungenügende Erweiterung ihrer Blutdruckamplituden und erhöhte Frequenzsteigerungen an.

Tabelle 8. Das Verhalten der Atmungs- und Kreislaufgrößen bei Personen mit einer hypotonen Kreislaufregulationsstörung in Ruhe und während körperlicher Arbeit

Name	Prot. Nr.	Alter	Belastung	O_2 ccm	CO_2 ccm	RQ	AKV L.	Aequ.	Puls	Blutdruck mm Hg.	O_2/Puls
D. H.	342	32 J.	Ruhe	320	240	0,75	17,3	5,4	76	110/85	3,2
			50 Watt	900	760	0,84	35,5	3,2	110	130/90	10,5
			75 Watt	1150	1020	0,89	41,0	3,0	134*	145/90	10,5*
K. F.	158	34 J.	Ruhe	340	300	0,89	12,6	3,7	84	110/70	4,05
			50 Watt	1110	1050	0,95	33,0	2,97	120	125/80	9,2
M. E.	174	37 J.	Ruhe	285	240	0,84	12,8	4,5	84	115/65	3,4
			50 Watt	830	866	1,03	23,0	2,75	110	135/75	7,6
N. D.	400	30 J.	Ruhe	280	220	0,78	8,0	2,85	62	105/60	4,5
			75 Watt	840	760	0,90	20,0	2,38	104	115/75	8,1
K. A.	287	30 J.	Ruhe	280	240	0,85	8,0	2,86	90	115/80	3,1
			50 Watt	760	640	0,84	17,6	2,3	110	125/85	6,9
			75 Watt	1130	1080	0,94	27,0	2,39	120	135/85	9,4
			100 Watt	1410	1125	0,79	30,5	2,16	132	140/90	10,7
			125 Watt	1710	1700	1,00	40,5	2,37	140*	145/90	12,2*
M. R.	387	46 J.	Ruhe	340	260	0,76	11,0	3,4	82	115/90	4,15
			50 Watt	800	820	1,05	30,0	3,75	134	130/90	5,9
S. W.	399	17 J.	Ruhe	360	300	0,83	11,0	3,07	80	110/70	4,5
			50 Watt	940	740	0,79	23,0	2,3	103	125/80	9,15
			100 Watt	1580	1440	0,85	43*	2,7*	124	140/85	12,7
K. L.	446	36 J.	Ruhe	260	200	0,77	9,0	3,45	64	120/70	4,07
			50 Watt	720	520	0,72	17,0	2,35	96	125/70	7,5
			75 Watt	980	900	0,92	25,0	2,55	100	130/75	8,9
			100 Watt	1160	1120*	0,97*	32*	2,75	125*	135/80	9,3*
M. K.	327	48 J.	Ruhe	360	290	0,81	13,7	3,8	94	125/85	3,85
			25 Watt	550	500	0,91	18	3,27	124	130/85	4,45

* Kein steady state-Wert

Bei einer spiroergometrischen Austestung im Arbeitsversuch ist feststellbar, daß auch noch andere Funktionskreise in die Regulationsstörung einbezogen sind. So finden sich häufig bei Patienten mit hypotoner Regulationsstörung relativ hohe Atemminutenvolumina und Äquivalentwerte als Ausdruck einer unökonomischen Atemregulation.

Das mangelnde Leistungsvermögen von Personen mit hypotoner Kreislaufregulationsstörung läßt sich durch weitere Funktionsprüfungen erhärten. Bestimmt man beispielsweise das Amplitudenfrequenzprodukt bei definierter Arbeitsleistung, so liegen die Amplitudenfrequenzprodukte beim hypotonen Regulationsgestörten deutlich unter den Vergleichswerten gesunder Versuchspersonen. Die Arbeits- und Erholungspulssumme ist im Sinne von KARRASCH und MÜLLER (8) beim Hypotonen verlängert.

Bei den gebräuchlichen Funktionsprüfungen, wie dem Belastungstest nach SCHELLONG, den Steptests im Sinne von HETTINGER-RODAHL usw. sind die Pulsfrequenzwerte nach Arbeitsleistung in der Erholungsphase erhöht, die Zeitdauer bis zum Erreichen der Ruheausgangslage ist verlängert. Nach Belastung bleiben die Blutdruckwerte hypoton, die Blutdruckamplitude ist eingeengt.

Auch unter vita maxima-Bedingungen gelingt der Nachweis mangelnder Leistungsbreite. Die maximale Sauerstoffaufnahme liegt im unteren Bereich der Norm oder sogar niedriger. Bei der Bestimmung des sog. Leistungspulsindex' nach E. A. MÜLLER (12) sind die Pulsfrequenzanstiege pro Leistungszuwachs außerordentlich hoch, infolgedessen finden wir Leistungspulsindices von 4,5 und mehr.

b) Puls- und Blutdruckuntersuchung im Stehversuch

Ein weiteres Untersuchungsverfahren zum Nachweis einer orthostatischen Kreislaufregulationsstörung ist der Stehversuch mit Bestimmung von Pulsfrequenzen und Blutdruck. Beim Übergang von der horizontalen zur aufrechten Stellung, der sich mit Hilfe eines Kipptisches relativ einfach durchführen läßt, kommt es während des Stehversuches zu Veränderungen der genannten Kreislaufgrößen, die sich in einer Pulsfrequenzerhöhung und Veränderung der Blutdruckamplitude äußern. Bei Menschen mit ausgeglichener Kreislaufregulation sind die Kreislaufveränderungen gering, vor allem bleibt die Blutdruckamplitude weit genug, um die orthostatisch bedingten Verschiebungen des Blutvolumens auffangen zu können (Abb. 6).

Bei Patienten mit Neigung zu Ohnmachten und Schwindelgefühl, Schwarzsehen vor den Augen, Kollapserscheinungen finden sich dagegen stärkere Abweichungen und Veränderungen, die je nach Ausprägungsgrad als *orthostatische Labilität* bzw. orthostatische Insuffizienz bezeichnet werden.

Der Begriff der orthostatischen *Labilität* ist durch Anstiege der Pulsfrequenz auf absolute Werte über 100 Schläge pro Minute, starke Schwankungen der Pulsfrequenz während des Stehens und unregelmäßige Schwankungen des systolischen oder diastolischen Blutdrucks bzw. beider Blutdruckwerte charakterisiert. Dabei kommt es zu stärkeren Einengungen der Blutdruckamplitude bis auf Werte von 10 mmHg.

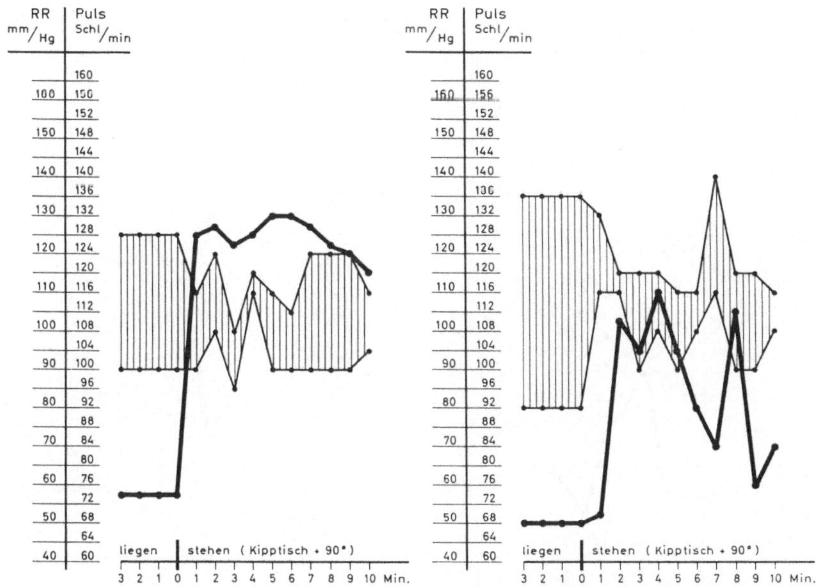

Abb. 11 a und b *Abweichendes Puls- und Blutdruckverhalten im Sinne einer orthostatischen Labilität*

Die Einengung der Blutdruckamplitude wird durch stärkeres Ansteigen des diastolischen Blutdruckwertes herbeigeführt, die Erhöhung des diastolischen Blutdrucks kann dabei Werte von 30–40 mmHg ausmachen, so daß man von einem *hyperdiastolischen* Blutdruckverhalten sprechen kann.

Entscheidend für die Diagnose der orthostatischen Labilität sind also eine exzessive Pulsfrequenzsteigerung und Blutdruckunregelmäßigkeiten, die zur Einengung der Blutdruckamplitude auf Werte von 10 mmHg führen.

Von einer orthostatischen *Insuffizienz* sollte man bei einem Absinken der Blutdruckamplitude unter 10 mmHg, bei stärkeren Schwankungen des systolischen wie diastolischen Blutdruckes bei extremen Erhöhungen der Pulsfrequenz sowie beim Auftreten eines Kollapses sprechen. Die Kollapserscheinungen können dabei so schnell auftreten, daß sie häufig nicht in einem charakteristischen Verhalten der bestimmbaren Kreislaufgrößen erkundbar werden; es kann zu einem hypotonen oder hypodynamen Kollaps je nach dem Verhalten des diastolischen Blutdruckes kommen (Abb. 11 und 12).

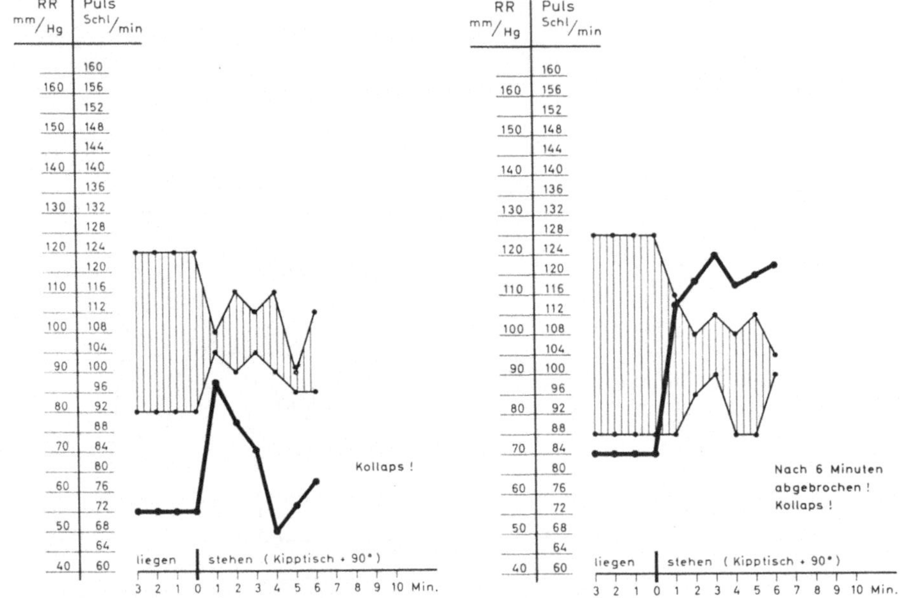

Abb. 12 a und b *Abweichendes Puls- und Blutdruckverhalten im Sinne einer orthostatischen Insuffizienz*

Bei der nach SCHELLONG bezeichneten hypodynamen Regulationsstörung stellt man neben einem starken Absinken des systolischen Blutdruckes auch ein gleichzeitiges Absinken des diastolischen Blutdruckes fest. SCHELLONG hatte ursprünglich angenommen, daß sich die sog. hypodyname Störung vorwiegend bei zerebralen Prozessen zeige. Diese Annahme hat sich jedoch nicht bestätigen lassen. Die hypodyname Regulationsstörung ist vielmehr eine allgemeine orthostatische Regulationsstörung, die sowohl beim venösen wie arteriellen Kollaps beobachtet wird. Sie kommt im Alter häufiger als in jüngeren Altersklassen vor. Aus diesem Grunde sollten die Bezeichnungen hypoton oder hypodynam nicht mehr verwendet, sondern durch den Ausdruck der orthostatischen Labilität bzw. Insuffizienz ersetzt werden.

Intraarterielle Blutdruckmessungen sind gegenüber dem auskultatorischen Verfahren noch genauer, können jedoch in Klinik und Praxis routinemäßig nicht angewandt werden. MECHELKE hat mit seinem Arbeitskreis derartige Blutdruckbestimmungen durchgeführt.

Bei Patienten mit orthostatischer Regulationsstörung findet sich eine zum Teil erhebliche Labilität der Blutdruckregelung, wobei sich – wenn man die Regelung des Blutdruckes als Ausdruck eines Reglermechanismus des Organismus betrachtet – eine beträchtliche Sollwertverstellung mit Fehlanpassung der arteriellen und venösen Stellglieder sowie das Auftreten von sog. rhythmischen Blutdruckwellen 3. Ordnung nachweisen läßt, so daß man berechtigt ist, von einer Koordinationsstörung in den kreislaufregulierenden Zentren zu sprechen.

c) Das Steh-Elektrokardiogramm

Das Verhalten des Elektrokardiogrammes und der feststellbaren Abweichungen wurde in früheren Jahren zweifellos überbewertet; noch heute herrscht keine Einigkeit bezüglich des Mechanismus der im Elektrokardiogramm nachweisbaren Abweichungen. Gerade im Stehversuch ist das Auftreten von Potentialstörungen, insbesondere der T-Zacke, häufig vom EKG-Typ und dem Lebensalter des zu Untersuchenden abhängig. Es ist auch zu berücksichtigen, daß Veränderungen im Blutdruckverhalten nicht mit entsprechenden EKG-Veränderungen parallel zu gehen pflegen. Ein abweichendes Puls- und Blutdruckverhalten braucht sich im Elektrokardiogramm durchaus nicht durch entsprechende Veränderungen widerzuspiegeln, wie umgekehrt abweichende EKG-Veränderungen nicht mit entsprechenden Puls- und Blutdruckveränderungen einherzugehen brauchen.

Überhaupt sollte man sich bei der Anwendung des Stehversuches immer vor Augen halten, daß man bei einer orthostatischen Belastung nicht jenes Stehen nachahmen kann, bei dem ein Mensch unter bestimmten Umständen, d. h. in einer für ihn bedeutsamen Situation, kollabiert oder ohnmächtig wird. Diese Einschränkung ist gerade für die Therapiemaßnahmen notwendig, denn sie sollten nicht nur darauf abzielen, einen niedrigen oder erhöhten Blutdruck zu heben bzw. zu senken, sondern vielmehr das Allgemeinbefinden des Patienten zu bessern und sein Leistungsvermögen wirksam zu beeinflussen.

Bei Beachtung dieser Kautelen und bei kritischer Wertung des Steh-Elektrokardiogrammes lassen sich jedoch für die diagnostische Erfassung der Regulationsstörungen wichtige Hinweise gewinnen. Diese sind besonders dann zu berücksichtigen, wenn man neben der Registrierung der Extremitätenableitungen I, II, III auch die Brustwandableitungen, vor allen V_4, V_5 und V_6 benutzt. Bei minütlicher Registrierung dieser Ableitungen sieht man bei Patienten mit hypotoner Regulationsstörung im Stehversuch stärkere Abflachung bis Negativierungen der T-Zacke und Senkungen des ST-Segmentes. Die Negativierung von T in den Brustwandableitungen kann dabei die Form eines koronaren T aufweisen. Schmidt-Voigt (16) hat für die Änderungen der T-Zacke im Extremitäten-Elektrokardiogramm eine entsprechende Graduierung vorgeschlagen. Die Abflachung einer in Ruhe positiven T-Zacke in Abl. II des Extremitäten-Elektrokardiogrammes wird dabei als leichte elektrokardiographische Stehveränderung, eine Negativität von T_{II} und T_{III} bei in Ruhe positiven T-Zacken als stärkere elektrokardiographische Stehveränderung bezeichnet. Benutzt man den Grad der T-Abflachung bzw. Negativität auch in den Brustwandableitungen als Kriterium, läßt sich unseres Erachtens die Aussagefähigkeit des Steh-EKGs in der Beurteilung orthostatischer Regulationen erweitern, da die Veränderungen der T-Zacke in den Brustwandableitungen in nicht so starker Abhängigkeit vom EKG-Typ wie in den Extremitätenableitungen stehen. Es ergeben sich bei Benutzung der Brustwandableitungen im Steh-EKG auch eindeutige Relationen zum beschriebenen Puls- und Blutdruckverhalten. Auf diese Weise läßt sich der Begriff der orthostatischen Labilität bzw. Insuffizienz auch durch entsprechende EKG-Veränderungen erhärten (Abb. 13).

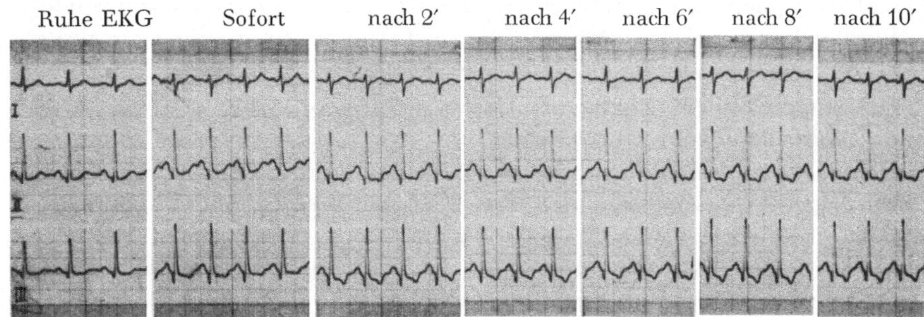

Abb. 13 *Orthostatische Regulationsstörung im Elektrokardiogramm*

d) Mechanismus der Kreislaufveränderungen im Stehversuch

Die pathophysiologischen Vorgänge, die insbesondere zur orthostatischen Kreislauflabilität und Insuffizienz führen, sind von Brehm und Wezler (2), Mechelke (11), Lüderitz (10) u. a. genau analysiert worden. Die Pathologie des orthostatischen Syndroms wird durch eine primäre Abnahme der aktiven Blutmenge infolge erweiterter Kapillarbezirke sowie durch eine sekundär reflektorisch ausgelöste Störung der venösen-arteriellen Seite des Kreislaufes gekennzeichnet. Diese können partiell ungenügend, in manchen Fällen auch ausreichend sein und bestimmen je nach dem Ausmaß das Erscheinungsbild des orthostatisch-pathologischen Syndroms.

Die venöse Regulationsstörung zeigt sich bei suffizientem Herzen in einer

Abnahme des Schlag- und Minutenvolumens, während bei einer Reduzierung des arteriellen Mitteldruckes von einer arteriellen Regulationsstörung gesprochen werden kann.

Bleibt die regulative Erhöhung des Venolentonus aus, kommt es zu einem Absacken beträchtlicher Blutmengen in die erweiterte Venolenperipherie. Als Folge dieser Verringerung des venösen Angebotes bzw. des verminderten venösen Blutrückstromes zum Herzen, kommt es zu einer Verminderung des Schlagvolumens, die – um ein genügendes Minutenvolumen aufrechtzuerhalten – durch eine Steigerung der Herzfrequenz kompensiert wird. Der arterielle Blutdruck muß niedrig bleiben, wenn die im Stehen erfolgende Minutenvolumenabnahme nicht von einer Erhöhung des peripheren Strömungswiderstandes ausgeglichen werden kann. Es können sich die verschiedenen Formen der orthostatischen Regulationsstörung, die bis zum orthostatischen Kollaps reichen können, entwickeln.

Wichtig ist schließlich die Feststellung, daß eine im Stehen nachweisbare orthostatische Labilität bwz. Insuffizienz nicht immer mit einer gleichsinnigen Labilität der Blutdruckregulation im Belastungsversuch einherzugehen braucht. Oft ist die Regulationsstörung nur im Belastungsversuch oder im Stehversuch nachweisbar. Hier liegen ganz verschiedene Störmechanismen mit unterschiedlichen Angriffspunkten auf die Kreislaufregulation vor.

4. Die Bewertung der hypotonen Regulationsstörung

Wir haben gesehen, daß das Charakteristische der hypotonen Regulationsstörung die verminderte Leistungsbreite bei unökonomischer Arbeitsweise des Herzens ist. Es gilt nun die Frage zu untersuchen, ob dieses Symptomenbild auch zu sonstigen Rückwirkungen auf den Kreislauf zu führen vermag und wie die hypotone Regulationsstörung prognostisch beurteilt werden muß.

Bis jetzt sind die meisten Kliniker der Meinung, daß ein chronischer und schädlicher Einfluß auf das Kreislaufsystem noch nicht als erwiesen betrachtet werden kann (Mechelke (11), Delius (3), Hegglin (6), ja viele Autoren sind sogar der Auffassung, daß dem Nachweis einer hypotonen Regulationsstörung in klinischer Hinsicht nicht zu große Bedeutung zugemessen werden sollte.

Es wird dabei auf Statistiken verwiesen, in denen der Nachweis geführt wird, daß Hypotoniker sogar über eine erhöhte Lebenserwartung verfügen. Weiter wird hervorgehoben, daß besondere Rückwirkungen auf den Kreislauf und andere Organe, wie bei der Hypertonie, bei dieser Form der Regulationsstörung nicht nachweisbar sind, wobei sogar die Auffassung vertreten wird, daß Hypotonie vor Arteriosklerose schützt. Pierach (13) hat jedoch unlängst den Nachweis führen können, daß sich eine obliterierende Gefäßerkrankung im Sinne der Arteriosklerose und Hypotonie wechselseitig ungünstig zu beeinflussen vermögen.

Schließlich sollte dem Befund der Leistungsminderung gravierende Bedeutung zuerkannt werden. Eigene spiroergometrische Untersuchungen haben klar ergeben, daß ein Patient mit einer hypotonen Regulationsstörung über eine stärkere Einschränkung seiner Leistungsbreite verfügen kann als ein organisch Herzkranker mit ausgeglichener Kreislaufregulation. Die mangelnde Leistungsbreite stellt unseres Erachtens das entscheidende Symptom dar, das beeinflußt werden muß. Wenn wir die anamnestischen Beschwerden und geschilderten Symptome durchdenken, sehen wir, welche große therapeutische Aufgabe hier vor uns liegt, die gleichermaßen lohnend und reizvoll wie bei organischen Krankheitsbildern ist.

Literatur

1. Bock, K. D.: Schock-Pathogenese und Therapie. Ein intern. Symposion. Stockholm, 27.–30. 6. 1961. Berlin 1962
2. Brehm, H.; Wezler, K.: Z. exper. Med. 120 (1953), S. 481
3. Delius, L.: Die Bedeutung der Herz-Kreislauf-Regulation und ihre Störungen. Regensb. Jb. f. ärztl. Fortb. 9 (1961), Nr. 1, S. 44–52
4. Dittmar, A.; Mechelke, K.: Über die Regelung des Blutdruckes bei gesunden Menschen und Personen mit nervösen Herz- und Kreislaufstörungen. Dtsch. Arch. klin. Med. 201 (1955), S. 720–729
5. Gersmeyer, E. F.: Der Kreislaufkollaps. Berlin 1961
6. Hegglin, R.: Über das Wesen der essentiellen Hypotonie. Regensb. Jb. f. ärztl. Fortb. 9 (1961), S. 95–101
7. Heynemann, K.: Hypotonie und Arteriosklerose. Regensb. Jb. f. ärztl. Fortb. 9 (1961), S. 119–124
8. Karrasch, K.; Müller, E. A.: Das Verhalten der Pulsfrequenz in der Erholungsperiode nach körperlicher Arbeit. Arbeitsphysiologie 14 (1951), S. 396
9. Klinik und Therapie der Kollapszustände. Hrsg.: R. Duesberg, H. Spitzbarth. Ein Symposion Mainz, 2.–3. 2. 1962. Stuttgart 1962
10. Lüderitz, B.: Regulationsprüfungen des Kreislaufes, ihre Möglichkeiten und Grenzen. Regulationsstörungen des Kreislaufes. 20. Fortbildungslehrgang in Bad Nauheim vom 24.–26. 9. 1954. Hrsg.: Vereinigung der Bad Nauheimer Ärzte. Darmstadt 1955. (Nauheimer Fortbildungs-Lehrgänge, Bd. 20)
11. Mechelke, K.: Die Hypotonie. Diagnose und Behandlung in der Praxis. Intern. Praxis 3 (1963), S. 177–189
12. Müller, E. A.; Salomon, H.; Zuelzer, G.: Ein Leistungs-Puls-Index als Maß der Leistungsfähigkeit. Arbeitsphysiologie 14 (1950), S. 271
13. Pierach, A.; Heynemann, K.: Der niedrige Blutdruck und die Hypotonie. Stuttgart 1959. (Beiträge zur praktischen Medizin, 38. Heft)

14. Schellong, F.: Regulationsprüfung des Kreislaufs. Funktionelle Differentialdiagnose von Herz- und Gefäßstörungen. Bearb.: B. Lüderitz. Darmstadt 1954
15. Schlepper, M.: Beobachtungen zum Verlauf und zur Prognose funktioneller kardiovaskulärer Störungen. Med. Welt (1963), Nr. 14, S. 737–740 u. 743–744
16. Schmidt-Voigt, J.: Nachweis und Therapie des orthostatischen Symptomenkomplexes. Jb. ärztl. Fortb. 9 (1961), S. 102–111

V. DIE HYPERTONE KREISLAUFREGULATIONSSTÖRUNG

1. Allgemeines

Hypertone Regulationsstörungen sind Störungen der Kreislaufregulation, die durch erhöhte Blutdruckwerte, einer dadurch bedingten vermehrten Druck- und Volumenbelastung des Herzens und durch bestimmte Befindens- und Verhaltensweisen charakterisiert sind. Es sind die verschiedensten Situationen, die zu einer Steigerung des Blutdruckes führen können. Neben physikalischen Reizen, schmerzauslösenden Faktoren, emotionalen Einflüssen sind es soziologische und sozialpsychologische Konstellationen, die zu einer Einwirkung auf den Blutdruck zu führen vermögen und Reaktionen hervorrufen, die überschießend und unphysiologisch sind und dadurch deutliche Rückwirkungen auf andere Organsysteme bedingen.

Ein Blutdruckwert ist in Ruhe dann eindeutig als erhöht zu bezeichnen, wenn er den Grenzwert 160/95 mmHg erreicht oder überschreitet, ganz gleich, ob nur der systolische, der diastolische oder beide Werte diesen Kriterien entsprechen.

Wichtig ist ein wiederholter Nachweis einer Blutdruckerhöhung; charakteristisch für die Feststellung einer hypertonen Regulationsstörung sind mehr oder weniger ausgesprochene Schwankungen der Blutdrucklage. Durch häufige Tagesbestimmungen und vor allem Belastungsuntersuchungen sind hypertone Regulationen eindeutiger nachzuweisen als durch eine einmalige Ruhebestimmung. Außerdem ist bekannt, daß bei jeder Erstuntersuchung eine erhöhte Blutdrucklage bestehen kann, dabei braucht die emotionale Wirkung dem zu Untersuchenden nicht bewußt zu sein, um eine Wirkung auf den Blutdruck zu entfalten. Eine derartige »Eintagshypertonie« ist jedoch keineswegs als harmlos zu beurteilen. GOTTSEGEN und TÖROK (6) haben nachgewiesen, daß diese Eintagshypertonie am Tag der Klinikaufnahme beispielsweise als Hinweis auf eine Disposition zur Entwicklung einer Hypertonie angesehen werden kann; in 25% der Fälle ihres Beobachtungsgutes entwickelt sich nach fünf Jahren eine stabile Hypertonie.

Der Übergang einer hypertonen Kreislaufregulationsstörung in eine essentielle Hypertonie kann fließend sein; letztere wird durch erhöhte konstante diastolische Blutdruckwerte charakterisiert.

2. Klinik

a) Symptomatologie

Das klinische Bild der sogenannten hypertonen Regulationsstörung kann vielseitig sein.

Viele beginnende Hochdruckfälle können lange Zeit praktisch symptomlos verlaufen und nur bei zufälligen Anlässen entdeckt werden. Einstellungs-, Musterungsuntersuchungen, Lebensversicherungskontrollen oder allgemeine ärztliche Untersuchungen aus ganz anderem Anlaß können eine hypertone Regulationsstörung als Zufallsbefund ergeben. Bei anderen Patienten wiederum besteht ein typisches subjektives Beschwerdebild. Allgemeine Klagen und Beschwerden sind Kopfschmerzen, innere Unruhe, Blutandrang beim Bücken und nach Mahlzeiten, Beschwerden durch Änderung der Wetterlage, Hemikranie, Schwindel bei Belastungen im Straßenverkehr, Ohrensausen, Flimmern vor den Augen, Befangenheit vor schwierigen Situationen, auffällige Gemütsschwankungen und Schlaflosigkeit. Zahlreiche Beschwerden werden auf das Herz bezogen, so Beklemmung in der Herzgegend, unangenehmes Herzklopfen, tachykarde Reaktionen und Auftreten von Extrasystolen.

Die Extremitäten können sich kalt und feucht anfühlen, es wird Überempfindlichkeit gegenüber Kaffee und Alkohol angegeben.

Ausgesprochen typisch ist die starke Betonung psychischer Wesenszüge. Hypertoniker leiden häufig an einer depressiven und quälenden Stimmungslage, die Ausdruck erhöhter Spannung und allgemeiner Selbstunsicherheit ist; zwischen der mehr oder weniger vergeblich erstrebten Leistung und den eigenen Können besteht ein deutliches Mißverhältnis. Die schnell erregte innere Unlust verrät sich in spannungsvoller Irritation. Bastianns (1) beschreibt sehr eindrucksvoll die Verhaltensweise der Hypertoniker, die rastlos im Wartezimmer auf und ab gehen, lange Beobachtungszeiten nur schwer ertragen, wünschen, daß ihnen sofort geholfen wird, auf der Krankenstation benehmen sie sich wie eingesperrt (Tiger im Käfig), es stört sie alles mögliche, selbst die Fliege an der Wand. Viele Hypertoniker werden durch ihre Energie und Antriebskraft zu einer besonderen sozialen und exponierten Stellung getrieben. Nicht die exponierte Stellung macht den Patienten zum Hypertoniker, sondern der Hypertoniker sucht sich diese Stellung selbst aus, weil sie seiner Aktivität entspricht, die aber eventuell durch Überforderung und Überlastung für den Verlauf seiner Erkrankung äußerst ungünstig sein kann.

b) Befund

Bei der klinischen Untersuchung finden sich häufig Zeichen, die auf eine gesteigerte Erregbarkeit hinweisen. So ist Glanzauge, Lid- und Fingertremor, Hyperhidrosis bei trockenen Schleimhäuten, erhöhter Muskeltonus und allgemeine Reflexsteigerung erkennbar. Das Gewebsturgor ist erhöht, die Diureseausscheidung oftmals beschleunigt.

Der erste Herzton ist akzentuiert. Wenn die Atrioventrikularzeit nicht verlängert ist, kann der zweite Herzton besonders über der Aorta verstärkt, klappend oder sogar klingend sein.

DELIUS (4 u. 5) hat sehr treffend das allgemeine Erscheinungsbild des Patienten mit Hypertonie als das der »gespannten Erschöpfung« bezeichnet, wobei die quälende innere Spannung die Auswirkung einer ständigen unangemessenen und nicht genügend entladenden Bereitstellung von Herz, Kreislauf und Organismus ist. Dabei können Hypertoniepatienten durch eine Fassadestruktur gekennzeichnet sein; nach außen erscheinen sie beherrscht, sorgsam und zuverlässig, sind aber in Wirklichkeit selbstunsicher, sensitiv, verwundbar und unausgeglichen. Die schnell erregte innere Unlust verrät sich in spannungsvoller Irritation.

Dieses Syndrom besteht in einer überwachen Müdigkeit, die abends nicht einschlafen läßt wegen Herzklopfens und unruhiger Beine, oder in nachts nur schlummernder Erregung, die mit einem frühen Nacht-Tag-Rhythmuswechsel einhergeht, in einem Ambivalenzgefühl von bleischwerer Leistungsschwäche am hellen Tag bei klopfenden, gleichsam antreibenden Pulsen in den Schläfen. Ein quälender Druck unter mühsam offengehaltenen Augen kann sich hinzugesellen.

Gereiztheit bei depressiver Müdigkeit, Schwindel und Unsicherheit bei erregter Vergeßlichkeit oder Konzentrationsschwäche sind Stimmungs- und Verfassungsmerkmale.

Frösteln und Hitzegefühl, Wallungen auch bei Männern, andererseits kalte Extremitäten, dann wieder Hyperhidrosis und halonierte Augen, Affektlabilität und Impotenz, Periodenstörungen und Obstipation, psychomotorische Unruhe und Fahrigkeit bei Angst oder schlaffem Muskeltonus sind einige Beispiele für die der gespannten Erschöpfung eigene Koinzidenz der Gegensätze (DELIUS, 4 u. 5).

Die permanent erhöhte Spannungslage ist mit einer Senkung der Erregungsschwelle für alle Reize, sei es psychischer, somatischer oder physikalischer Reize verbunden, Reize, die bei normaler Tonuslage unter der Schwelle der Erregbarkeit liegen, lösen in der Phase der Blutdrucksteigerung Reaktionen aus, die den Bereich des Zweckmäßigen überschreiten und zu Irritationen und zeitlich lang anhaltenden Blutdruckreaktionen führen.

Im Beginn einer hypertonen Regulationsstörung kann die Leistungsbreite als durchschnittlich bezeichnet werden; erst später stellt sich eine Leistungsminderung ein, ein Nachlassen der körperlichen und psychischen Leistungsfähigkeit, das sich durch Belastungsprüfungen eindeutig objektivieren läßt.

3. Diagnostik

a) Der Arbeitsversuch

Körperliche Belastung bewirkt eine Steigerung der Herzfrequenz und eine Erweiterung der Blutdruckamplitude, um die notwendige Anpassung des Kreislaufs an die erhöhte Arbeitsanforderung herbeizuführen. Wir haben besprochen, daß sich aus der Höhe der Arbeitspulsfrequenz und dem Verhalten des systolischen sowie diastolischen Blutdruckes Rückschlüsse auf die Regulationsökonomie des Kreislaufes ziehen lassen. Ein Patient mit hypertoner Kreislaufregulationsstörung beantwortet eine erhöhte Belastungsanforderung mit einem charakteristischen Verhalten des systolischen und des diastolischen Blutdruckes bei unterschiedlicher Pulsfrequenzreaktion, wie Untersuchungen des Puls- und Blutdruckverhaltens bei definierter Arbeitsleistung bei 400—500 Personen mit hypertoner Regulationsstörung gezeigt haben.

So werden bei einer Arbeitsbelastung von 100 Watt, die ein gesunder Proband mit systolischen Blutdruckwerten von 170 mmHg bei Gleichbleiben oder nur geringem Ansteigen des diastolischen Blutdruckwertes beantwortet, bei einem Patienten mit hypertoner Regulationsstörung systolische Blutdruckanstiege von 200—250 mmHg und mehr, diastolische Anstiege bis auf 130—150 mmHg festgestellt. Die genannten Blutdruckanstiege stellen keineswegs Grenzwerte dar; die weitere Arbeitsbelastung wird jedoch beim Erreichen dieser kritischen Werte abgebrochen, um eine Gefährdung des Patienten durch zu hohe Blutdruckanstiege zu vermeiden.

Der Grad des Blutdruckanstieges richtet sich naturgemäß nach der Dauer des Bestehens der Regulationsstörung, der Reaktionsweise des Patienten und nach seinem Lebensalter.

Bei einer hypertonen Regulationsstörung geringen Grades finden sich systolische Blutdruckanstiege, die über 30—50 mmHg des systolischen Blutdruckarbeitswertes der gesunden Vergleichsgruppe zu liegen kommen, d. h. bei einer Arbeitsbelastung von 50 Watt liegt der ermittelte systolische Blutdruckwert bei 180—200 mmHg (Normwert bis 150 mmHg), bei einer Arbeitsbelastung von 100 Watt bei Werten von 210—240 mmHg (Mittelwert gesunder Vergleichspersonen bei 170—190 mmHg je nach Lebensalter). Steady state-Werte des systolischen Blutdruckes können noch erreicht werden. Der diastolische Blutdruck bleibt im Arbeitsversuch gegenüber der Ruheausgangslage entweder gleich oder steigt um 10—15 mmHg an, auch hier werden steady state-Werte erreicht. Bei einer hypertonen Kreislaufregulationsstörung stärkeren Grades finden wir stärkere systolische und diastolische Blutdruckanstiege im Arbeitsversuch, eine Arbeitsleistung von 50 Watt wird mit einem systolischen Blutdruck von 200 und mehr mmHg, eine solche von 100 Watt mit Blutdruckwerten von 250 und mehr beantwortet; die diastolischen Blutdruckanstiege liegen bei 110 mmHg bis 130–150 mmHg. Oft lassen sich steady state-Werte nicht mehr erzielen; es kommt vielmehr bei stetigem Anstieg des systolischen oder diastolischen Arbeitsblutdruckes bzw. beider Blutdruckwerte zum Arbeitsabbruch (Abb. 14 und 15).

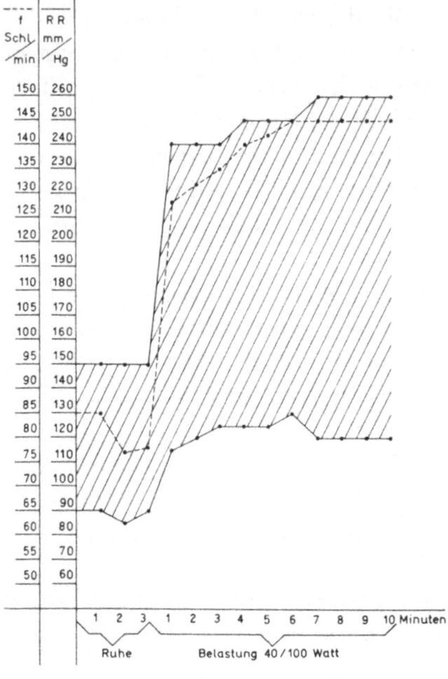

Abb. 14 *Hypertone Kreislaufregulationsstörung im Belastungsversuch, hohe Pulsfrequez*

Ein stärkerer Anstieg des systolischen wie auch diastolischen Blutdruckwertes weist auf den Übergang in eine essentielle Hypertonie hin, wobei sich gerade aus dem Verhalten des diastolischen Blutdruckwertes Hinweise für die weitere prognostische Wertung gewinnen lassen. Denn jede Erhöhung des diastolischen Blutdruckes weist auf die Gefährdung durch die zunehmende Druckbelastung des Herzens hin und läßt Maßnahmen angezeigt sein, um den sich anbahnenden oder schon erfolgten Übergang in eine essentielle Hypertonie mit ihren Folgeerscheinungen zu verhindern. Hier liegt die besondere Bedeutung und Aufgabe der angegebenen Funktionsprüfung, die die vorliegende Kreislaufregulation analysiert und eine Beurteilung der Kreislaufökonomie ermöglicht.

Oft findet sich bei längerer Dauer des Belastungsversuches in den letzten Arbeitsminuten ein Absinken des diastolischen Blutdruckwertes. Diese Reaktion ist als günstig anzusehen, denn eigene Untersuchungen haben gezeigt, daß bei diesen Patienten eine Bewegungstherapie besonderen Erfolg verspricht. Auffällig ist weiterhin die Beobachtung, daß der Arbeitsversuch viel klarer die hypertone Regulationsstörung aufzeigen kann, als es aus der Bestimmung des Ruheblutdruckes allein möglich ist. Es ist bekannt, daß der Blutdruck beim Hypertonen gerade im Ruhezustand starke Schwankungen

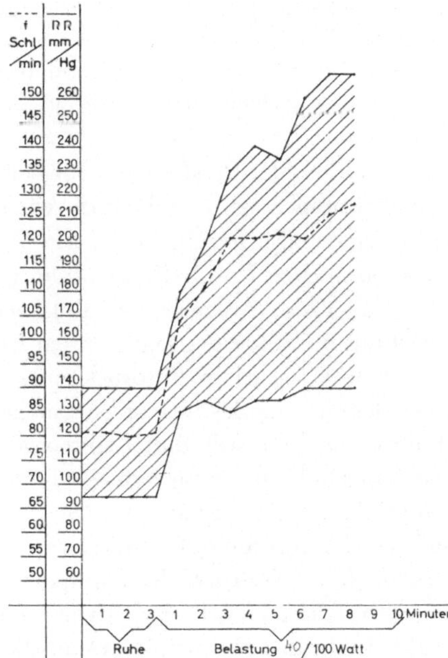

Abb. 15 *Hypertone Kreislaufregulationsstörung im Belastungspuls, Ermüdungspuls*

zeigen und zeitweise Werte aufweisen kann, die in den Normbereich fallen. Hier vermag die Belastungsprüfung die echte Situation der Blutdruckreaktion aufzuzeigen; es wird ein Blutdruckverhalten erkennbar, wie es bei anderen Stress-Situationen, exogenen, psychischen Einflüssen usw. in gleicher Weise besteht. Eine derartige Belastungsreaktion ist für den Arzt wichtiger als der Basalblutdruck, ähnlich wie man den latenten Diabetes durch Belastungsprüfungen diagnostiziert. Werden daher bei der internistischen Voruntersuchung erhöhte Ruheblutdruckwerte angegeben und ergibt die Belastungsuntersuchung Blutdruckwerte, die sich im Rahmen der angegebenen Streubreite bewegen, dann kann mit ziemlicher Sicherheit gesagt werden, daß der gemessene Ruheblutdruckwert situationsbedingt erhöht war.

Erst bei einer im Belastungsversuch erhöhten Blutdrucklage, insbesondere des systolischen Blutdruckwertes, sollte man von einer hypertonen Kreislaufregulationsstörung sprechen. Stärkere Anstiege, auch des diastolischen Blutdruckes, weisen auf Übergänge zur essentiellen Hypertonie hin (Abb. 15).

Selbstverständlich kann man aus dem Verhalten des Belastungsblutdruckes keine differential-diagnostischen Erwägungen ableiten, die Methode ist lediglich geeignet, Einblicke in die Arbeitsökonomie des Kreislaufes zu ermitteln und gibt Hinweise über eine mögliche Gefährdung des Kreislaufes. Der Arbeitsversuch ist daher gerade in präventiver Hinsicht bedeutungsvoll, insofern als unsere bisherigen Aussagen über die Kreislaufregulation, die vorwiegend aus Untersuchungen *nach* einem gegebenen Belastungsmaß gewonnen wurden, erweitert und vertieft werden.

Das Verhalten der Pulsfrequenz im Belastungsversuch bei hypertonen Regulationsstörungen ist uneinheitlich, wir sehen sowohl Arbeitsfrequenzen, die im Normbereich liegen, wie auch Frequenzwerte, die als Zeichen einer unökonomischen Kreislaufregulation zu werten sind. Gerade stark erhöhte Pulsfrequenzen, Anstiege der Pulsfrequenz bei gleichbleibender Arbeitsbelastung im Sinne des sogenannten Ermüdungspulses sind ungünstiger zu bewerten, da sie schon Ausdruck einer eingeschränkten Leistungsbreite und einer Begrenzung des Leistungsvermögens sind. Die Einschränkung der Leistungsbreite läßt sich durch spiroergometrische Untersuchungen erhärten. Die Sauerstoffaufnahmewerte sind unter vita maxima- und unter steady state-Bedingungen vermindert. Die Beispiele der Tabelle 6 zeigen eindeutig, daß bei älteren Probanden, und hier besonders bei den Patienten mit hohem diastolischen Blutdruck, die Fähigkeit, höhere Wattleistungen zu erreichen, eingeschränkt ist; es findet sich unter steady state-Bedingungen schon auf Wattstufen um 100 ein spirographisches Defizit. Die ermittelten Sauerstoffaufnahmewerte unter vita maxima-Bedingungen liegen im unteren Streubereich der Norm oder noch niedriger. Auch die niedrigen Werte des Sauerstoffpulses sind Ausdruck einer Leistungsminderung.

b) Die elektrokardiographische Untersuchung

Zu Beginn einer hypertonen Kreislaufregulationsstörung sind keine Einwirkungen auf das Ruheelektrokardiogramm erkennbar, diese werden erst dann sichtbar, wenn eine Blutdruckerhöhung längere Zeit besteht und sich Zeichen einer vermehrten Druckbelastung am Herzen finden. Jede Überlastung des Herzens läuft dabei in zwei Phasen ab: In einer sogenannten labilen Phase, der funktionellen Anpassung mit Hilfe der Dilatation und einer stabilen Phase, der anatomischen Anpassung mit Hilfe der Hypertrophie.

Tabelle 9. Das Verhalten der Ventilations- und Kreislaufgrößen in Ruhe und Belastung bei Patienten mit hypertoner Kreislaufregulationsstörung

Name	Belastg. Watt	O_2 ccm	CO_2 ccm	RQ	AMV	Aequ.	Puls Schl/min.	RR mmHg	O_2/Puls
G. E.	Ruhe	215	195	0,91	7,2	3,3	76	150/90	2,9
27 Jhr.	50	855	660	0,78	17,0	2,0	96	175/100	9,0
	75	1055	830	0,79	22,0	2,0	100	195/110	10,5
	100	1280	1090	0,85	30,3	2,3	114	215/115	11,2
	125	1600	1460	0,92	39,0	2,4	128	240/120	12,5
A. G.	Ruhe	360	260	0,72	8,5	2,3	62	145/70	5,8
36 Jhr.	50	940	640	0,70	19,8	2,1	96	180/85	9,7
	75	1260	1020	0,80	27,2	2,1	136	215/85	9,2
M. K.	Ruhe	300	240	0,80	11	3,7	112	195/110	2,68
48 Jhr.	50	920	840	0,91	28	3,1	144	200/120	6,4
	75	1200	1120	0,94	34	2,82	160	210/135	7,5
M. P.	Ruhe	250	300	1,07	7	2,5	72	160/115	3,9
46 Jhr.	50	900	700	0,78	18	2,0	104	180/115	8,7
	75	1140	980	0,86	24	2,1	110	220/120	10,4
K. H.	Ruhe	320	280	0,87	6	1,87	64	145/90	5,3
36 Jhr.	50	785	640	0,82	15,7	2,0	88	155/100	8,9
	100	1280	1035	0,81	26,3	2,1	123	190/110	10,4
	150	1710	1460	0,85	37,8	2,2	146	240/130	12,7
H. H.	Ruhe	400	360	0,9	10	2,5	88	155/80	4,6
31 Jhr.	50	900	800	0,89	20	2,2	112	170/90	8,1
	100	1460	1320	0,9	37	2,54	142	230/100	10,2
	150	3100	3280	1,1	45	3,6	168	250/120	18,4

Erst später wird der Herzmuskel anatomisch krank; die Funktion des Herzmuskels wird unzureichend, es entwickelt sich die myogene Dilatation mit erhöhtem Restvolumen (sogenannte Kontraktionsinsuffizienz des Herzmuskels), bei dem schließlich das Bild der Herzinsuffizienz mit Rückstauung im großen oder kleinen Kreislauf entsteht, je nachdem, ob nur die linke oder auch die rechte Kammer insuffizient geworden ist.

Die elektrokardiographischen Zeichen einer Mehrarbeit des Herzens bestehen nach J. Schmidt (12) in folgenden Veränderungen:

1. Größenzunahmen der Zacken der Erregungsausbreitung,
2. Verbreiterung der Zone großer R-Zacken,
3. Drehung des Summationsvektors von QRS in der Frontal- und Horizontalebene,
4. Verlängerung der QR-Dauer,
5. Änderung der Erregungsrückbildung.

Das eigentliche elektrokardiographische Kennzeichen einer Hypertrophie ist die Zunahme der Amplitude, jener Zacken also, die zu der Erregungsausbreitung gehören. Es kommt zu einer »Hochspannung« von QRS, ohne daß die Dauer der Erregungsausbreitung wesentlich verlängert ist. Die Hypertrophie einer bestimmten Herzwand erzeugt eine Vergrößerung der zugehörigen R-Zacken. Je stärker die Hypertrophie, um so größer ist aber nicht nur die Amplitude, sondern auch der Ausdehnungsbereich prominenter R-Zacken in den üblichen präkordialen Ableitungen.

Die Zone großer R-Zacken dehnt sich bei einer Linkshypertrophie stärker nach rechts. Auch der Lagetyp ändert sich, das EKG wird linkstypischer, die Übergangszone wird nach links verlagert. Für die Volumenhypertrophie der linken Kammer beträgt der Lagetyp etwa $+30°$, eine stärkere Achsenabweichung ist daher im allgemeinen ein guter Hinweis auf eine komplizierende Druckerhöhung in der betreffenden Kammer. Obwohl bei der Hypertrophie QRS nicht wesentlich verbreitert ist, läßt sich doch eine mehr oder minder starke Verlängerung der QR-Dauer nachweisen. Der muskelstärkere linke Ventrikel hat die längere QR-Zeit Die Differenz von QR in Ableitung »V_1 und V_6 hat im 15. Lebensjahr 0,02″ erreicht. Werte, die über 0,03″ hinausgehen, sprechen für eine Linkshypertrophie. Die Widerstandshypertrophie, wie sie sich bei der Hypertrophie entwickeln kann, führt mit der Zeit zu einer Abflachung und schließlich auch zu einer Senkung von T unter die Nullinie. Mit zunehmender Widerstandshypertrophie flacht sich die T-Zacke in den Ableitungen mit einer großen R-Zacke ab und wird schließlich negativ. ST ist dann gesenkt und nach oben konvex geformt.

Veränderungen von ST und der T-Zacke drücken eine Mehrbelastung des Herzens aus und lassen sich durch Belastungsuntersuchungen und durch die Anwendung des Sauerstoffmangeltestes frühzeitiger nachweisen als durch eine elektrokardiographische Ruheuntersuchung.

Wir führen routinemäßig bei jeder länger bestehenden hypertonen Regulationsstörung eine derartige Belastungsprüfung durch und können auf diese Weise den Beginn einer koronaren Minderdurchblutung erfassen. Bezüglich der EKG-Kriterien siehe Kap. IV, 3 a.

4. Die Bewertung der hypertonen Regulationsstörung

Die Bewertung der hypertonen Regulationsstörungen ist in erster Linie von den Faktoren abhängig, die sie auszulösen vermögen. Oft sind es gerade psychische Belastungen, die in besonderer Weise Blutdrucksteigerungen hervorrufen. Diese erklären auch den ersten Gipfelpunkt der hypertonen Regulationsstörung um das 23. bis 28. Lebensjahr, einem Zeitpunkt, in dem psychische Konfliktsituationen durch die Berufswahl, berufliche Einordnung, Partnerwahl etc. häufig vorkommen. Mit Konsolidierung der Verhältnisse können die belastenden Faktoren wieder verschwinden, der erhöhte Blutdruck vermag sich zu normalisieren.

Hines konnte jedoch zeigen, daß derartige Hypertonien bei Jugendlichen nicht bagatellisiert werden dürfen, da sie später zu einem großen Prozentsatz in eine echte Hypertonie übergehen können. Nach Levy, Hillman, Strouch und White (9) entwickelte sich in den verschiedenen Altersklassen bei Männern mit labiler Blutdrucksteigerung 2,8—4,8mal so häufig ein Dauerhochdruck wie bei ursprünglich normotonen Probanden. Nach Vancura (15) entsteht in 43,1% nach 20 Jahren ein Dauerhochdruck, wenn zwischen dem 15. und 24. Lebensjahr eine labile Blutdrucksteigerung vorgelegen hat. Dieser Prozentsatz stieg auf 60% an, wenn die labile Blutdrucksteigerung zwischen dem 25. und 34. Lebensjahr vorherrschte.

Labile Blutdrucksteigerungen sind also oft das Vorstadium des stabilen Hochdruckes, deren Entwicklung nach zahlreichen Untersuchungen im Kollektiv mit 20 Jahren angesetzt werden muß

Wenn es aus dem Zustand der Hochdruckdisposition heraus zur Ausbildung einer essentiellen Hypertonie kommt, ändern sich mit der Zeit die hämodynamischen Verhältnisse, die Gefäßwiderstände nehmen zu, es entwickeln sich Dauerveränderungen am Gefäßsystem, die zu Durchblutungsstörungen des Herzens, des Gehirns und der Nieren mit den bekannten Folgeerscheinungen führen können. Die Kreislaufumstellungen führen zu akuter Mehrbelastung des Herzens. Die Herzarbeit nimmt zu, der Sauerstoffverbrauch steigt an, die bei Hypertonikern vermehrte Katecholaminausscheidung verstärkt diese Effekte erheblich und erhöht zusätzlich den Sauerstoffverbrauch des Herzmuskels unabhängig von den Bedürfnissen der gesteigerten Herzarbeit. Erfolgt nun eine derartige Sympathikuserregung bei einem mehr oder weniger insuffizientem Koronargefäßsystem, dann kann allein hierdurch eine Gewebshypoxie zustande kommen.

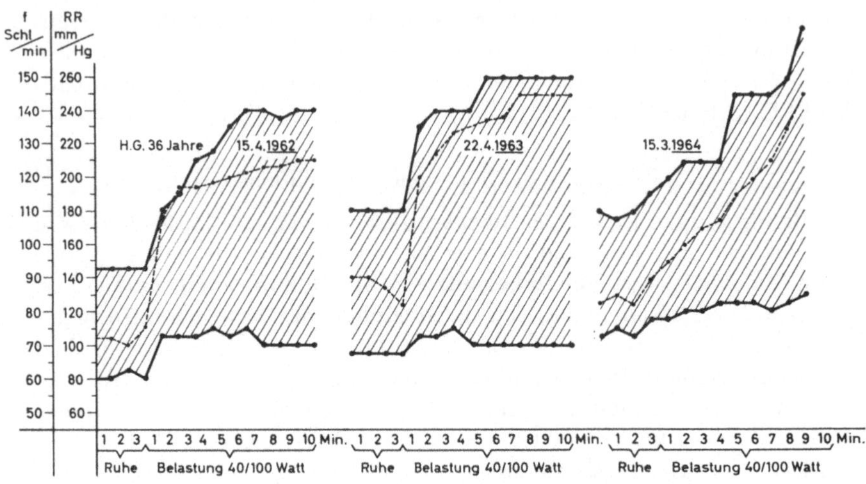

Abb. 16 *Entwicklung einer hypertonen Kreislaufregulationsstörung*

Bei allen beginnenden und in ihrem Ausmaß schwankenden hypertonen Regulationsstörungen besteht also in mehr oder minder ausgeprägtem Grad eine gewisse Bereitschaft zur Entwicklung schwerwiegender Krankheitszustände. Eine ernste Prognose ist stets dann zu stellen, wenn es nicht gelingt, durch Beseitigung schädigender Einflüsse oder durch Behandlung einer gesteigerten vegetativen Erregbarkeit und Unausgeglichenheit die Regulationsstörungen des Kreislaufes zu bessern.

Literatur

1. Bastianns, J.: Emotiogene Aspekte der essentiellen Hypertonie. Verh. dtsch. Ges. inn. Med. 29 (1963) S. 510–517
2. Die Blutdruckkrankheiten. 25. Fortbildungslehrgang in Bad Nauheim vom 25.–27. 9. 1959. Hrsg.: Vereinigung der Bad Nauheimer Ärzte. Darmstadt 1960 (Nauheimer Fortbildungslehrgänge, Bd. 25)
3. Book, K. D.; Cottier, P.: Essentielle Hypertonie. Ein internationales Symposion, Bern, 7.–10. 6. 1960. Berlin 1960
4. Delius, L.: Vegetative Regulationsstörungen des Herzens und des Kreislaufs. Z. Kreisl.-Forsch. 47 (1958) Nr. 5/6, S. 346–369
5. Delius, L.: Arch. Kreisl.-Forsch. 11 (1942), S. 1
6. Gottsegen, G.; Török, E.: Über die Prognose der sogenannten Eintagshypertonie. Dtsch. med. Wschr. 86 (1961) Nr. 51, S. 2472–2474
7. Hantschmann, L.: Die krankhafte Blutdrucksteigerung. Stuttgart 1962
8. Hauss, W. H.; Losse, H.: Hypertonie. III. Symposion an der Med. Univ.-Klinik Münster, August 1961. Stuttgart 1962

9. Levy, R. L.; Hillmann, Ch. L.; Stroud, H. W.; White, V. D.: J. Amer. med. Ass. 126 (1944), S. 829
10. Moeller, J.; Gebhardt, H.: Die Prognose der essentiellen Hypertonie. Med. Welt (1962) Nr. 15, S. 792–797
11. Schaefer, H.: Probleme der Homeostase des Blutdrucks und der Blutdruckregulation. Verh. Dtsch. Ges. Inn. Med. 29 (1963), München 1963, S. 472–482
12. Schmidt, J.: Die Hypertrophie im Elektrokardiogramm. Z. Kreisl.-Forsch. 52 1963, S. 623–639 u. S. 721–738
13. Uexküll, Th. v.: Psychologische Aspekte der essentiellen Hypertonie. Verh. Dtsch. Ges. Inn. Med. 29 (1963), S. 487–499
14. Uexküll, Th. v.; Wick, E.: Die Situationshypertonie. Arch. Kreisl.-Forsch. 39 (1962) Nr. 2–4, S. 236–271
15. Vancura, A.: Cardiologia (Basel) 16 (1950), S. 124
16. Losse, H.: Therapie der essentiellen Hypertonie. Verh. dtsch. Ges. Kreisl.forsch. 28 (1963) S. 184–195

VI. DIE KORONARE DURCHBLUTUNGSSTÖRUNG

1. Allgemeines

Aus den vorigen Kapiteln war zu ersehen, daß der erhobene Kreislaufbefund und die nachweisbare Symptomatik Indikationen einer umfassenden Allgemeinstörung sind. Nahezu alle Regulationsstörungen sind Ausdruck einer allgemeinen funktionellen Labilität. Wir haben außerdem erfahren, daß eine sehr enge Verflechtung funktioneller Symptome mit psychischen und emotionellen Faktoren besteht, die sich auch in bestimmten Persönlichkeitsmerkmalen widerspiegeln und sich wechselsinnig beeinflussen. In gleicher Weise muß den Störungen der Kreislaufregulation eine bedeutende Rolle bei der Entstehung koronarer Durchblutungsstörungen beigemessen werden. Die Vielschichtigkeit der exogenen und endogenen Entstehungsursachen einer gestörten Kreislaufregulation, ihre verschiedenen Erscheinungsformen und ihre Untrennbarkeit von vegetativ-hormonellen Einflüssen läßt jedoch ihre wirkliche Bedeutung bei der Entstehung der Koronarerkrankungen für den Einzelfall gar nicht — für die Gesamtheit der Fälle kaum — ermessen. Um eine Vorstellung über die Entstehungsmöglichkeiten einer koronaren Minderdurchblutung zu bekommen, ist es notwendig, sich mit den Störungseinflüssen der Regulation der verschiedenen Funktionseinheiten des Kreislaufs auf das Koronarsystem und der Auswirkung einer Dysregulation auf die Gefäßweite im Koronarsystem speziell zu befassen. Hämodynamische Untersuchungen haben ergeben, daß der Ausgangswert, der für eine bestimmte Ruheleistung des Herzens notwendigen Kranzgefäßdurchblutung, durch die bereits in Ruhe sehr unterschiedlichen Kreislaufgrößen beträchtlich variiert. Liegt schon in Ruhe ein hohes Schlag- und Minutenvolumen und damit eine gesteigerte Herzleistung vor, so muß die Durchblutung der Herzkranzgefäße infolge des durch die erhöhte Leistung gesteigerten Sauerstoffbedarfes entsprechend höher sein. Bei stärkerer Herzleistung durch körperliche Arbeit, psychische Faktoren und andere Einflüsse verringert sich selbst bei intaktem Herzkranzgefäßsystem die Reserve einer möglichen Vermehrung der Kranzgefäßdurchblutung bis an den physikalischen Grenzwert, der durch die Strömungsverhältnisse im Kranzgefäßsystem gegeben ist, gegenüber einem Fall mit normaler oder niedriger Ausgangslage der Ruhedurchblutung. In diesem Sinne hat SCHIMERT (18) den Begriff der »Koronarreserve« geprägt, worunter die mögliche Steigerung der Kranzgefäßdurchblutung vom aktuellen Ausgangswert bis zum maximalen Grenzwert, der durch die anatomische Beschaffenheit des Kranzgefäßsystems gegeben ist, verstanden wird.

Wir haben nun Berechtigung, in besonderem Maße anzunehmen – und es liegen auch genügend Beweise dafür vor –, daß die zahlreichen Einflüsse unseres heutigen Lebens, die unphysiologische Lebensweise, die Hetze des Tages, Hast und Getriebenwerden, die Härte des Existenzkampfes, Verlust von Bindungen und Geborgenheit, Mangel an Muße und Entspannung, Gebrauch von Genußgiften usw. sich in Veränderungen der Kreislaufregulation widerspiegeln und besonders den Koronarkreislauf beeinflussen können. HAUSS (6) hat in seiner Monographie eindrücklich dargelegt, wie sich Krankheiten zunächst als funktionelle Störungen manifestieren und wie der Einbruch in das Organgefüge (SIEBECK, 19) erstes Stadium des krankhaften Geschehens ist. So läßt sich z. B. an Hand der Katecholaminausscheidung zeigen, daß das Überwiegen adrenergischer Einflüsse auf den Herzstoffwechsel bei überhöhter sympathikogener Katecholaminproduktion eine überschießende sauerstoffverschwendende Wirkung hervorrufen und diese zu einer umschriebenen Hypoxie des Myokards beitragen kann.

Ein Überwiegen adrenergischer Einflüsse auf den Herzstoffwechsel, sei es durch überhöhte sympathikogene Katecholaminproduktion oder durch ein Versagen der cholinergisch-vagalen Gegenregulation, bedeutet aber eine Bedrohung des myokardialen Sauerstoffhaushalts, der auf Energieausnützung beruhenden Herzdynamik und letzten Endes sogar der strukturellen Integrität des Herzmuskels.

Beim Bestehen einer schon arteriosklerotisch bedingten Minderdilatierbarkeit der Koronargefäße müssen sich die hypoxieerzeugenden Eigenschaften der adrenergischen Katecholamine besonders auswirken (RAAB, 15). Eine vermehrte Katecholaminausscheidung bedingt z. B. eine Steigerung der Herzfrequenz, die mit einer Verlängerung der Systolendauer des Herzens pro Minute einhergeht, während die Diastolenzeit entsprechend abnimmt.

Mit einer Steigerung der Herzfrequenz nimmt die Gesamtdurchflußzeit, in der ein Blutstrom in die Koronarien stattfinden kann, ab. Wenn trotzdem ein gleichbleibender Durchfluß gewährleistet werden soll, muß das Koronarbett erweitert werden und der diastolische Strömungswiderstand absinken. Erhöht man die Frequenz des Herzens, z. B. von 70 auf 97 Schläge pro Minute, geht die Diastolenzeit von 36 auf 30 Schläge pro Minute herunter; gleichzeitig sinkt der diastolische Widerstand deutlich ab.

Eine Erhöhung der Herzfrequenz belastet daher den Koronarkreislauf von zwei Seiten: Sie führt einerseits zur Verkürzung der diastolischen Einflußzeit und bewirkt andererseits eine Verlängerung der Gesamtsystolendauer pro Minute, die einen gesteigerten Sauerstoffverbrauch verursacht. Damit ist jede Tachykardie eine äußerst *unökonomische* Form der Herztätigkeit, welche die Regulationsbreite der Herzkranzgefäße einschränkt und, wenn

Gefäßschäden vorliegen, leicht zu Störungen im oxydativen Stoffwechsel führen kann.

Veränderungen im Sauerstoffverbrauch oder -angebot werden durch entsprechende Änderungen in der Größe der Koronardurchblutung ausgeglichen. Die koronarvenöse Sättigung bleibt unter physiologischen Bedingungen konstant.

Bei körperlicher Belastung kommt es zu einer Steigerung der Koronardurchblutung; der diastolische Gefäßwiderstand fällt entsprechend ab.

Bei Patienten mit *Koronarsklerose* ist diese Möglichkeit zur Steigerung der Koronardurchblutung eingeschränkt; als Kompensationsmaßnahme kommt es zu vermehrter Sauerstoffausschöpfung des Blutes, die zu einem Abfall in der Sättigung des Koronarsinus führt. Die Verminderung des Sauerstoffspiegels im Sinusblut ist bei Belastung objektives Zeichen einer Koronarinsuffizienz. Dabei verändert sich auch der myokardiale Stoffwechsel, wie aus der vermehrten Milchsäureausscheidung im koronarvenösen Blut ersichtlich ist. Es kommt also zu einer anäroben Glykolyse, die als sehr unökonomische Form der Energiegewinnung anzusehen ist.

Schwierig und noch nicht geklärt ist die Frage der Einwirkung chemischer Faktoren auf den Koronarkreislauf. Es ist noch immer nicht entschieden, ob der erhöhte Cholesterin- bzw. Fettgehalt im Blut bei Patienten mit Koronarsklerose und ein pathologisches Verhältnis der Fettsäurefaktoren zueinander oder der gesättigten zu den ungesättigten Fettsäuren als pathogenetischer Faktor zu bewerten ist.

Hauss (7 u. 8) hat in jüngster Zeit eine neue Konzeption entwickelt, die geeignet ist, die Vielzahl der Faktoren, ihre zeitliche und kausale Verknüpfung am besten verständlich zu machen:

Die zahlreichen pathogenetischen Faktoren hinterlassen im Laufe des Lebens einen Niederschlag in der Wandstruktur der Gefäße. Zuerst entwickelt sich eine sogenannte unspezifische Mesenchymreaktion als Zeichen einer Störung des Stoffwechsels der Gefäßwand. Es kommt zu einer Beschleunigung des Grundsubstanzstoffwechsels als Reaktion der Mesenchymzelle auf reizende Einwirkungen. Diese unspezifische Mesenchymreaktion führt in Abhängigkeit von Bau, Art und Ausmaß zu strukturellen Veränderungen, die sich vor allem in der Molekülstruktur der Transitstrecke der Gefäßwand abspielen. Störungen der Molekülstruktur führen zu Depolymerisation, Intimaödem und Cholesterin-Fett-Kalkeinlagerung in der Gefäßwand. Mehr oder weniger häufige Wiederholung mit verschieden starkem Ausmaß der Reaktion können in der Koronarwand zu Koronarsklerose und Wandsklerose, im Myokard zur Herzmuskelsklerose und -nekrose führen. Ein derartiger Schub kann schließlich einen Herzmuskelinfarkt auslösen. Die arteriosklerotischen

Veränderungen werden bei dieser Interpretation als Niederschlag, den eine große Anzahl von Reizfaktoren im Laufe eines Lebens in der Wandstruktur hinterlassen, aufgefaßt. Jede Mesenchymreaktion führt zu einer Verengung des Koronarlumens. Ein Infarkt wird durch einen arteriosklerotischen Schub ausgelöst, wenn die Vorschädigung der Koronararterie ein solches Ausmaß erreicht hat, daß die durch die unspezifische Mesenchymreaktion hervorgerufene Intimaschwellung zu einer Störung der Koronardurchblutung führt.

2. Symptomatologie

Bei der Besprechung der pathogenetischen Faktoren wurde auf Störungen des funktionellen Zusammenspiels einzelner Kreislaufgrößen hingewiesen und dargelegt, daß den Regulations- und Koordinationsstörungen einzelner oder mehrerer Bezugseinheiten des Kreislaufes eine wesentliche Bedeutung bei der Entstehung von Koronarerkrankungen zukommt. Diese Störungen der Kreislaufregulation äußern sich in vielen klinischen Symptomen und Hinweiszeichen, die sich — wie aus der Tabelle 7 nach Hochrein (9) hervorgeht — in unspezifischen Allgemeinsymptomen, Symptomen kardiogener Prägung und Kreislauf-Frühversagenssymptomen äußern können. Ganz allgemein gesagt, handelt es sich bei den unspezifischen Allgemeinsymptomen um Krankheitszeichen, wie wir sie bei verschiedenen funktionellen Gesundheitsstörungen finden. Sie führen zu einer Einwirkung auf den Koronarkreislauf und können eine Reihe von Krankheitszeichen auslösen, die das klinische Bild der koronaren Minderdurchblutung bestimmen.

Die Mißempfindlichkeit, die sich in zahlreichen Beschwerden ohne eigentlichen Krankheitswert äußert, findet ihren Ausdruck einmal im Grad der vegetativen Unausgeglichenheit. Es sind vielfach wechselnde, schillernde Beschwerden, die sich im Laufe der Zeit verstärken und besonders eine Abhängigkeit von psychischen Einflüssen erkennen lassen. Das entscheidende Symptom ist auch hier die sich allmählich einstellende Leistungsschwäche und mangelnde Leistungsbereitschaft, die besonders durch die innere Unruhe, die Unausgeglichenheit und psychische Instabilität ausgelöst wird.

Die Mißempfindungen am Herzen äußern sich anfangs in einem mehr allgemeinen Druck- oder Ringgefühl, in Herzstechen und der Empfindung, daß man den Herzschlag klopfen höre, bis zum Angina pectoris-Schmerz. Man achte aber hier besonders auf Empfindungen im linken Arm, in der Schulter und auf Klagen, daß das Tragen von Gegenständen Beschwerden verursache. Das Kardinalsymptom einer Durchblutungsnot ist der anfallsweise Herzschmerz, der verschiedenartig beschrieben wird. Er kann sich als

Tabelle 10. Analyse subjektiver Empfindungen in der Herz- und Kreislauffrühdiagnostik nach Hochrein

Unspezifische Allgemeinsymptome	*Symptome kardiogener Prägung*
Müdigkeit – Mattigkeit	Sensationen in der Herzgegend
Vorzeitige Müdigkeit	»Organgefühl«
Leistungsschwäche	Herzklopfen
Nachlassen der körperlichen und geistigen Kräfte	Herzunruhe
Vergeßlichkeit – Konzentrationsschwäche	Kälteempfindlichkeit des linken Armes
Mangelhafte Initiative	Absterben des linken Armes
Verstimmung, Lustlosigkeit	Leeregefühl des Herzens
Reizbarkeit, Ungeduld	Kraftlosigkeit
Unbestimmtes Angstgefühl	Unfähigkeit, links Lasten zu tragen
Antriebsarmut	Druckempfindlichkeit linker Thorax
Denkunlust	Freiwilliger Verzicht auf Kaffee und Nikotin
Kontaktschwäche	Unverträglichkeit der linken Seitenlage
Erregbarkeit	Anfallsweise Kurzatmigkeit ohne Bronchitis
Unausgeglichenheit – Unsicherheit	
Innere Unruhe	
Hastgefühl, sich gehetzt und gejagt fühlen	
Nicht-mehr-fertigwerden	
Schlafstörungen mit Alpträumen	
Wetterfühligkeit, Witterungsempfindlichkeit	
Schweißneigung	
Erholungs-, Mußeunfähigkeit	

Kreislauffrühversagenssymptome
Schwindelgefühl
Ohrensausen
Blutandrang im Kopf
»Wallungen«
Schweregefühl in den Beinen
»Moving bzw. restless legs«
Kalte, feuchte Extremitäten
Schwäche beim Stehen
Versacken des Blutes in den Beinen

brennender, bohrender Druck- oder Umklammerungsschmerz äußern. Anfallsdauer und Häufigkeit können wechseln. Auslösende Ursache sind körperliche Arbeit, größere Mahlzeiten und seelische Erregungen.
Der Schmerz ist oft von Atemnot begleitet. Hierbei handelt es sich oft um eine psychisch ausgelöste Dyspnoe. Vasomotorisch bedingte Krankheitszei-

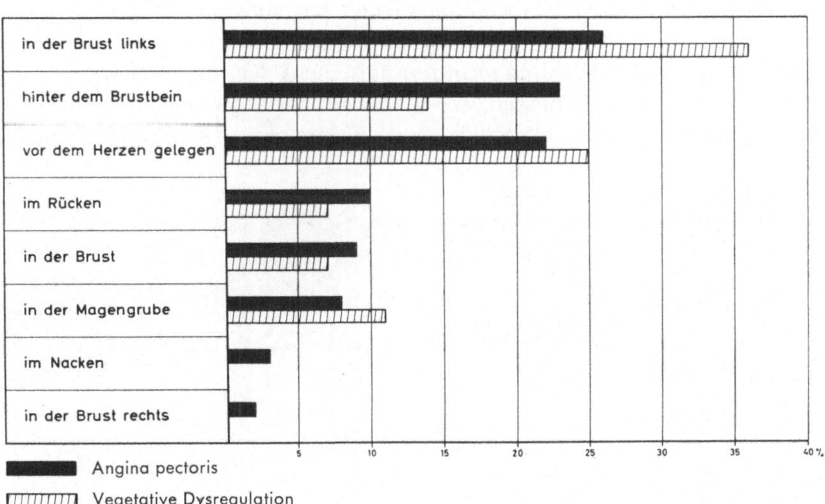

Abb. 17 *Symptomatologie bei Angina pectoris und vegetativer Dysregulation nach Schölmerich*

chen, die einen Angina pectoris-Anfall begleiten, sind Schweißausbrüche, Änderungen der Herzfrequenz und des Blutdruckes, Rhythmusstörungen, Aufstoßen und Meteorismus.
Die Schwierigkeit, aus Schmerzlokalisation und Schmerzcharakter differentialdiagnostische Rückschlüsse zu ziehen, wurde bereits eingehend erörtert. Die Symptomatologie bei einem echten Angina pectoris-Anfall und bei starker Dysregulation unterscheidet sich nicht wesentlich, so daß aus den anamnestischen Angaben eine klare Diagnosestellung nur sehr schwer möglich ist. SCHÖLMERICH hat die einzelnen Symptome bei Angina pectoris und vegetativer Dysregulation miteinander verglichen und keine entscheidenden Unterschiede feststellen können. Es ist daher in jedem Fall eine eingehende diagnostische Abklärung erforderlich (Abb. 17).

3. Diagnostik

Körperliche Belastung und Sauerstoffmangel können auf Grund bestimmter EKG-Kriterien eine Minderdurchblutung des Herzens nachweisen.

a) Das Belastungs-EKG

Das entscheidende Kriterium für einen positiven Ausfall des MASTER-Tests ist der Nachweis einer ST-Senkung in den Extremitäten bzw. von Brustwandableitungen, die 0,5 mm und mehr betragen sollten. Meistens beschränkt sich die ST-Senkung nicht nur auf eine Ableitung, sondern sie zeigt sich in mehreren Ableitungen, vor allem den Brustwandableitungen V_{4-6}. Es lassen sich verschiedene pathologische Formen des ST-Segmentes voneinander abgrenzen. Dabei muß man jedoch beachten, daß das Ischämie-Segment waagerecht nach unten und muldenförmig oder konvex nach oben verläuft und nicht sofort zur isoelektrischen Linie ansteigt. Der Nachweis eines derartigen Ischämie-Segmentes hat pathologische Bedeutung (Abb. 3). Veränderungen des QT-Intervalls stellen, wenn sie nach der Herzfrequenz korrigiert werden, ebenfalls einen wichtigen Hinweis für ischämische Reaktionen dar.

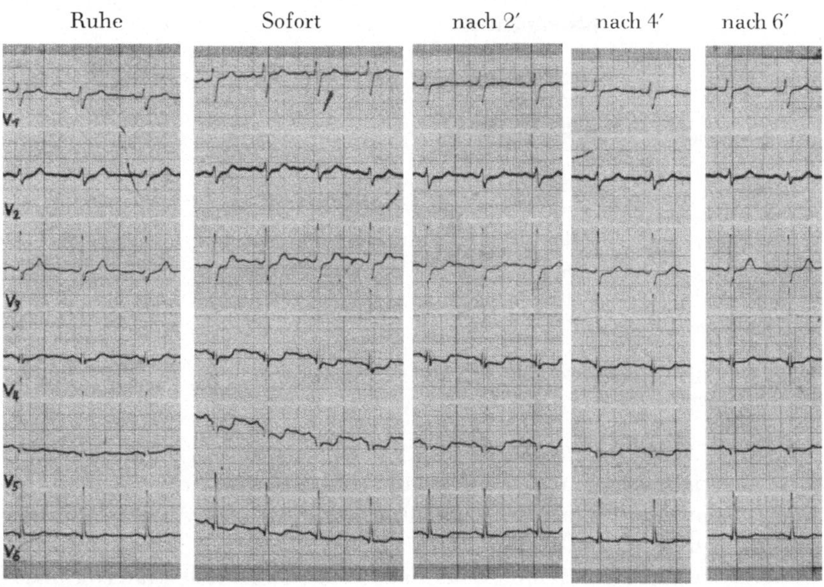

Abb. 18 *Pathologische Belastungsreaktion im Master-Test, Brustwandableitungen*

Besonders bei Patienten mit Koronarerkrankungen ist das korrigierte QT-Intervall zwei Minuten nach dem Arbeitsversuch signifikant verlängert; während es bei Normalpersonen entweder gleich bleibt oder sogar kürzer wird.

Schwierig ist oft die Frage, in welcher Ableitung die QT-Dauer heranzuziehen ist und in welcher Ableitung sie am besten nach der Herzfrequenz korrigiert werden kann. Auch hier wird es für praktische Zwecke immer etwas umständlich sein, genaue Messungen vorzunehmen, obwohl entsprechende Tabellen entworfen wurden (DIMOND 5).

Weitere Kriterien für eine pathologische Belastungsreaktion sind der Wechsel des QRS T-Winkels von 25° und mehr in der horizontalen bzw. frontalen Ebene. Zu beachten ist weiterhin der Nachweis einer negativen U-Welle bzw. einer Inversion von U. In jedem Falle ist das Auftreten von Herzschmerzen und Unwohlsein als pathologisch zu werten.

Umstritten ist der Nachweis einer isolierten T-Umkehr, d. h. der Entwicklung eines negativen T in einer Ableitung. Während einige Autoren der Ansicht sind, daß hier eine pathologische Belastungsreaktion vorliege, sind andere in ihrer Beurteilung zurückhaltend. Bis zur weiteren Klärung ist ein solcher Nachweis lediglich als auffällig zu beurteilen. Eine pathologische Reaktion besteht darin, wenn eine T-Negativität gleichzeitig mit Veränderungen des ST-Segmentes verbunden ist.

Als krankhaft ist ferner das Auftreten von *Rhythmus- bzw. Reizleistungsstörungen* zu werten.

Hierher gehören das Auftreten von Extrasystolen, Nachweis von Vorhofflimmern und -flattern, supraventrikulärer oder ventrikulärer Tachykardie, Verlängerungen der Überleitung wie Auftreten eines AV-Blockes I., II. oder III. Grades und eines Links-, Rechts- bzw. intermittierenden Schenkelblockes.

b) Der Sauerstoffmangeltest

Im Gegensatz zur Bewertung des MASTER-Belastungstests zur Erfassung einer koronaren Minderdurchblutung ist die Wertung des *Hypoxämietests* noch umstritten.

Pathologische Kriterien des Hypoxämietests

Von nahezu allen Autoren werden zur Abgrenzung einer pathologischen Reaktion meistens die Kriterien von LEVY und seiner Schule herangezogen. Sie besagen:

1. Die Summe der Senkung der ST-Strecke erreicht in Ableitung I, II, III oder einer Brustwandableitung den Wert von 0,3 mV oder überschreitet ihn.

2. T_I wird negativ oder diphasisch, während die ST-Senkung in der gleichen Ableitung den Wert von 0,1 mV erreicht.
3. T wird in einer Brustwandableitung negativ, unabhängig, ob die ST-Senkung in der gleichen Ableitung den Wert von 0,1 mV überschreitet.

Da diese Kriterien jedoch vorzugsweise auf einer Bestimmung der Extremitätenableitungen und nur einer Brustwandableitung beruhen, können sie im wesentlichen als überholt bzw. ergänzungsbedürftig gelten.

So ist z. B. die Summenbildung der Nullinienabweichung von ST in den Standards und einer Brustwandableitung wegen der Schwierigkeit der Bestimmung fragwürdig. Es sollten vielmehr Abweichungen von ST in den Brustwandableitungen als Bewertungskriterien angesehen werden, wobei Senkungen von 2 mm und mehr pathologische Reaktionen sind. Meistens beschränkt sich die ST-Senkung nicht allein auf eine Ableitung, sondern umfaßt häufig mehrere Ableitungen, die oft auch mit einer Diphasie bzw. Umkehrung der T-Zacke verbunden sind. Isolierte Senkungen von ST werden vornehmlich in Ableitungen V_2, V_5 oder V_6 beobachtet. Hier scheint eine isolierte Senkung einen Hinweis für eine entsprechende Gefäßschädigung der dieses Gebiet versorgenden Koronararterie zu geben. ST-Senkungen können auch mit einer Verschiebung des ST-Abganges verbunden sein, wobei infarktähnliche Bilder entstehen können. Als pathologische Reaktionen sind weiter das Auftreten von Rhythmus- und Überleitungsstörungen anzusehen, insbesondere muß eine Verlängerung der PQ- und der QT-Dauer als Hinweis auf eine Herzschädigung gewertet werden. Ein wesentliches Symptom für die Einschränkung der Koronarreserve ist das Auftreten von Herz- oder Brustschmerzen, Herzdruck oder sonstigen anginösen Beschwerden. Sie sind als wahrscheinliche Folge einer vorhandenen Störung der Koronardurchblutung anzusehen und werden in der Regel von den besprochenen pathologischen Veränderungen begleitet. Die ST-Senkung scheint dabei Ausdruck der Anoxie des Myokards zu sein, die in der subendokardialen Schicht am ausgeprägtesten ist, so daß diese gegenüber der epikardialen Schicht eine elektrisch positive Ladung aufweist. Herzschmerzen laufen im allgemeinen auch mit entsprechenden EKG-Veränderungen parallel. Sie können aber auch ohne entsprechende EKG-Veränderungen auftreten. Ein negativer Test schließt also weder eine Angina pectoris noch eine Störung der Koronardurchblutung aus. Statistische Untersuchungen haben ergeben, daß sich bei einer Gruppe mit negativem EKG-Ausfall, aber bestehenden subjektiven Beschwerden, in 28,6% der Wiederholungsuntersuchungen elektrokardiographisch positive Testausfälle nachweisen ließen.

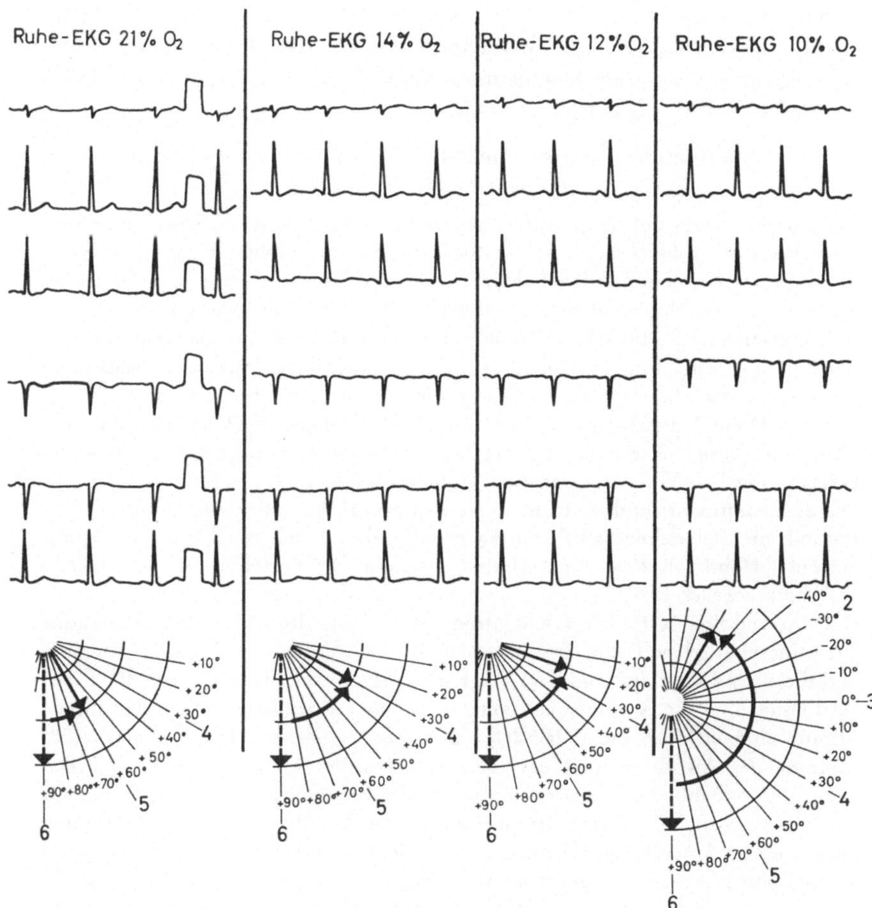

Abb. 19 *Standard- und aV-Ableitungen bei differenziertem Sauerstoffmangel und vektorielle Darstellung des QRS- und T-Vektors. Pathologische Reaktion*

Der Herzschmerz kann also das erste Zeichen einer beginnenden Störung der Koronardurchblutung sein. Da die subjektive Beschwerdeempfindung individuell stark unterschiedlich ist, besteht keine Beziehung im Einzelfall. Pathologische EKG-Veränderungen sind unter Sauerstoffmangelatmung prinzipiell dann zu erwarten, wenn die Koronarreserve zur Deckung des erhöhten Blutbedarfes nicht mehr ausreicht. Einige Autoren haben angegeben, daß bei der Abgrenzung unklarer Befunde eine Wiederholung des

Sauerstoffmangeltestes unter Ergotamin- oder Hyderginmedikation durchzuführen ist. Der Wert eines derartigen kombinierten Testes für die Differentialdiagnose zwischen Herzneurosen und organischen Kranzgefäßerkrankungen ist jedoch als gering anzusehen.

c) Kombinierte Untersuchungen im Sauerstoffmangel und bei körperlicher Belastung

Sauerstoffmangel und körperliche Belastung können eine Einschränkung der Koronarreserve aufdecken. Die Treffsicherheit läßt sich erhöhen, wenn beide Stressoren zusammen angewandt werden. Aus diesem Grunde wurde im Flugmedizinischen Institut der deutschen Luftwaffe ein elektrokardiographisches Untersuchungsverfahren entwickelt, wobei ein Belastungstest im Sauerstoffmangel durchgeführt wird. Für die Durchführung eines Belastungstests bei gleichzeitiger Anwendung von Sauerstoffmangel war eine große Unterdruckkammer Voraussetzung. Diese Unterdruckkammer ist 3,09 Meter hoch, 2,82 Meter breit und 8,33 Meter lang. Sie erlaubt die Registrierung eines Elektrokardiogrammes und gestattet die Durchführung des Master-Belastungstests.

Die Sauerstoffmangelanlage ist modifizierbar und richtet sich nach dem klinischen Befund; im allgemeinen wurde ein Sauerstoffprozentgehalt von 12–14% gewählt, der einer Höhe von 2500–3630 Metern entspricht. Im einzelnen wurde folgende Methodik entwickelt:

Der Proband liegt auf einer Krankentrage in der Unterdruckkammer, die zunächst auf atmosphärischen Druck geschaltet ist. Zuerst werden das Extremitäten-EKG und die Brustwandableitungen V_4–V_6 registriert. Anschließend werden die Türen geschlossen und die Kammer bei einer Aufstiegsgeschwindigkeit von 2000 ft pro Minute in einer Höhe von 12 000 ft (= 3630 Meter) gebracht. Der Proband erhält während des Aufstieges und der nachfolgenden Belastung keinen zusätzlichen Sauerstoff. Anschließend erfolgt nochmals eine Ruheregistrierung. Dann kommt die Belastung an der Master-Treppe, wobei die Zweistufentreppe drei Minuten lang in einem festgelegten Schrittempo überstiegen werden muß. Sofort nach Ende der Belastung werden die gleichen Ableitungen registriert; weitere Schreibungen erfolgen nach zwei und vier Minuten. Anschließend wird eine nochmalige Registrierung des EKGs unter Zufuhr von Sauerstoff durchgeführt.

Diese Belastungsform bewirkt in der Tat ein wesentlich höheres Ergebnis von EKG-Veränderungen, die nach den beschriebenen Kriterien als pathologisch anzusehen sind und als Ausdruck einer koronaren Minderdurchblutung aufgefaßt werden müssen. Das Verfahren ist in der Lage, häufiger und frühzeitiger beginnende Einschränkungen der koronaren Reserve nachzuweisen. Dieses kombinierte Untersuchungsverfahren hat sich für bestimmte Personengruppen, wie z. B. Flugzeugführer, bewährt.

d) Spiroergometrische Untersuchungen

Die Einschränkungen der Leistungsbreite bei Patienten mit Störung der Koronardurchblutung läßt sich durch spiroergometrische Untersuchungen

Tabelle 11. Das Verhalten der Atmungs- und Kreislaufgrößen in Ruhe und während körperlicher Arbeit bei Patienten mit Koronarinsuffizienz

Name	Alter Jhr.	Nr.	Belastung Watt	O_2 ccm	CO_2 ccm	RQ	AmV L	Äquiv.	Puls	Blutdruck mm Hg	O_2/Puls
B. H.	47	532	Ruhe	300	300	1,0	12	4,0	80	160/95	3,76
			30/50	900	760	0,83	22	2,4	96	170/85	9,4
			30/75	1260*	1000*	0,79	30	2,38	140	180/95	12,1
K. K.	58	411	Ruhe	320	280	0,9	9,0	2,8	76	180/100	4,2
			30/50	940	760	0,81	20,5	2,18	100	225/110	9,4
			30/75	1210	1050	0,86	31	2,54	114	235/110	10,6
R. A.	36	360	Ruhe	360	260	0,72	8,5	2,3	60	140/70	6,0
			30/50	940	660	0,7	20	2,1	96	170/85	9,8
			30/75	1260	1020	0,81	27,6	2,15	134	200/85	9,4
H. H.		496	Ruhe	280	260	0,93	8	2,86	88	145/90	3,18
			30/50	880	700	0,80	17	1,96	124	150/90	12,4
			30/100	1500*	1500	1,0	32	2,12	148	170/95	10,1*
Th. J.	50	231	Ruhe	360	300	0,83	10	2,8	74	130/80	4,9
			30/50	920	780	0,86	22,5	2,5	104	175/95	9,2
B. H.	50	240	Ruhe	300	280	0,93	18,5	2,85	80	140/95	3,75
			30/50	955	785	0,83	20,5	2,2	105	155/95	9
			30/75	1180	980	0,83	28,5	2,4	112	180/105	10,5
			30/100	1590	1510	0,94	44,2	2,8	130	210/110	12,2
M. O.	49	564	Ruhe	320	240	0,75	9	2,82	80	110/75	4,0
			30/50	900	640	0,71	21	2,34	110	155/80	8,2
			30/100	1460	1500	1,03	52	3,56	142	185/95	10,3
S. L.	53	453	Ruhe	340	280	0,76	12,5	3,66	78	130/80	4,35
			30/50	840	620	0,74	18,5	2,2	112	160/80	7,5
			30/75	1000	880	0,8	23,5	2,3	128	170/80	7,8

* Kein steady state-Wert

objektivieren. Es sollten jedoch wegen der Gefahr einer Überanstrengung nur Untersuchungen auf kleinen und mittleren Wattstufen unter steady state-Bedingungen durchgeführt werden. Die Bestimmung verschiedener Ventilationsgrößen bei stufenweiser Belastung bis zur sogenannten vita maxima erscheint zu anstrengend. Entsprechende Beispiele einer kombinierten Untersuchung von Kreislauf und Atmung bei Patienten mit koronarer Minderdurchblutung sind in Tab. 11 aufgeführt. Die Beispiele zeigen, daß das Leistungsvermögen unserer Patienten deutlich eingeschränkt ist, denn alle Untersuchungspersonen können nur Wattleistungen von 50 bzw. 75 Watt durchhalten, während höhere Wattstufen unter steady state-Bedingungen nicht mehr ausgehalten werden können.

Bei höheren Belastungsstufen ist das Sauerstoffmangelaufnahmevermögen reduziert, der Sauerstoffverbrauch als Ausdruck einer verminderten Herzleistung erreicht die Werte eines normalen Aufnahmevermögens unter gleichen Bedingungen nicht.

Aus dem Verhältnis der übrigen Ventilations- und Kreislaufgrößen zueinander läßt sich ableiten, welche Funktionskreise in ihrer Leistungsbreite eingeschränkt sind. Auffällig ist in den aufgeführten Beispielen die relativ hohe Blutdrucklage, die darauf hindeutet, daß meistens die Hypertonie zu einer koronaren Minderdurchblutung geführt hat.

4. Die Bewertung einer koronaren Minderdurchblutung

a) Die klinische Bedeutung des Master-Tests

Nach Master (11 u. 12) fiel der Belastungstest bei 250 Personen mit sicherer Koronarkrankheit in 97% positiv aus. Russek (17) untersuchte 186 Personen mit bekannter Koronarkrankheit, davon wiesen 63,3% im Master-Test (3) positive Reaktionen von sogenanntem ischämischen Typ auf. Robb (16) und Mitarbeiter fanden bei 69 Personen mit einwandfreiem klinischen Befund in 50,7% ischämische Reaktionen. May (23) und Mitarbeiter erhielten von 100 Patienten mit klinischem Angina pectoris-Syndrom in 88% eine pathologische Belastungsreaktion.

Läßt sich aus diesen Ergebnissen eine relativ gute Treffsicherheit des Master-Tests bei herzkranken Patienten ableiten, so interessiert noch mehr die Frage, ob dem Ausfall eines positiven Tests bei scheinbar herzgesunden Menschen in prognostischer Hinsicht eine Bedeutung zukommt. Hierüber liegen eine Reihe von Langzeituntersuchungen vor. So untersuchte Brody (2) 756 Geschäftsleute ohne klinische Erscheinungen mit Hilfe des Master-Tests. Er fand bei 23 den beschriebenen ischämischen Typ; in der Tat entwickelte sich bei diesen später ein echtes Koronarleiden. Von 153 untersuchten Eisenbahnarbeitern war nach DIMOND (5) in 37 Fällen im MASTER-Test eine pathologische Belastungsreaktion nachweisbar. In einer fünfjährigen Verlaufsbeobachtung entwickelte sich bei den pathologischen Fällen ein Herzinfarkt dreimal so oft wie bei der gesunden Kontrollgruppe!

Die größte Untersuchungsreihe über die Bedeutung des Doppel-MASTER-Tests in der Aufdeckung einer Koronarkrankheit wurde von ROBB, MARKS und MATTINGLY (13 u. 16) am Walter Read Hospital vorgenommen. 229 Patienten mit positivem Ausfall des MASTER-Tests wurden zehn Jahre lang weiter beobachtet und 607 Personen mit negativem Testausfall gegenübergestellt. Die Mortalitätsrate in der positiven Gruppe war dreimal größer als in der negativen. In 27,3 von 1000 entwickelte sich in der positiven Gruppe eine Koronarkrankheit im Gegensatz zu 5,0 von 1000 in der negativen Gruppe! Die entsprechenden Verhältniszahlen bei Entwicklung eines Herzinfarktes betrugen 23,4 und 3,5 von 1000. Zusammengefaßt läßt sich also feststellen, daß der MASTERsche Belastungstest in prognostischer Hinsicht gewisse Aussagen zuläßt. Er ist, was seine Treffsicherheit betrifft, den bisher üblichen elektrokardiographischen Belastungsverfahren überlegen. Sein Vorteil ist eine gewisse Standardisierung, die immer wieder Vergleiche zuläßt. Seine klinische Bedeutung besteht in der Bestätigung des Verdachtes auf koronare Durchblutungsstörungen und der Möglichkeit, gewisse Aussagen über den weiteren klinischen Verlauf treffen zu können.

b) Die prognostische Bedeutung des Sauerstoffmangeltests

Wie einleitend ausgeführt wurde, beruhen die meisten Untersuchungen auf den Kriterien der LEVYschen (10) Schule, die aber nach heutiger Auffassung als überholt gelten. So erklärte sich u. E. auch wohl die unterschiedliche Schrifttumsangabe und die prozentual begrenzte Treffsicherheit. LEVY, PATTERSON und CLARK stellten auf Grund dieser Kriterien fest, daß der Test bei 49% ihrer 157 Fälle mit Koronarsklerose positiv ausfiel. Bei weiteren 20% war die Diagnose einer beginnenden Einschränkung der Koronarreserve durch das subjektive Beschwerdebild ohne Auftreten entsprechender elektrokardiographischer Veränderungen als wahrscheinlich anzusehen. Verglichen mit diesen insgesamt 69% positiven Testergebnissen bei Patienten mit einer bestehenden oder beginnenden Störung der Koronardurchblutung ließ sich bei 136 gesunden Versuchspersonen keine Schmerzentwicklung und kein positiver elektrokardiographischer Befund nachweisen.

Nach STEWARD und CARR (22) wird die Häufigkeit eines positiven Testausfalles bei herzkranken Patienten nach den Resultaten von 19 Autoren mit 30% bis 60% angegeben. BIÖRCK (1) und DALHAMM (4) wiesen in einer

Verlaufstudie, die sich bis auf einen Zeitraum von acht Jahren erstreckte, eindeutig darauf hin, daß der Nachweis eines positiven Hypoxämietests sich für seinen Träger prognostisch ungünstig auswirkt.
Die uns bekannte bisher größte Verlaufsbeobachtung an 254 Personen, die sich ebenfalls über einen Zeitraum von acht Jahren erstreckte, wurde 1952 von MATHERS und LEVY (14) durchgeführt. Die Mortalität betrug bei Patienten mit einer Einschränkung der Koronarreserve und positivem EKG-Befund 61% und bei der Vergleichsgruppe mit negativem Testausfall 28%. Die Mortalität innerhalb eines Zeitraumes von sechs Jahren betrug bei Kranken mit Koronarerkrankung, subjektiven Herzbeschwerden, aber negativem EKG-Befund, 36%. Bei einer anderen Gruppe, die sowohl Herzschmerzen als auch einen positiven EKG-Befund aufwiesen, 45%, und bei der gesunden Kontrollgruppe 10%. Im Gegensatz zu diesen Aussagen konnten BURCHELL, PRITT und BARNESS (3) auf Grund einer Fragebogenaktion keine prognostischen Hinweise aus dem Hypoxämietest ziehen. SIMONSON (20) ist der Ansicht, daß bei Patienten mit Koronarerkrankung und positivem Testausfall eine höhere Mortalität nachgewiesen werden kann, aber im Einzelfall der Gebrauch des Hypoxämietests keine prognostischen Rückschlüsse zuläßt. Leider gibt es bis jetzt noch nicht genügend vergleichende Untersuchungen mit autoptischen Unterlagen. Lediglich STEWART und CASE (21) haben auf Grund der bisherigen spärlichen Untersuchungen feststellen können, daß ein negativer Hypoxämietest eine Erkrankung der Koronararterien nicht ausschließt, daß aber bisher keine Unterlagen darüber vorliegen, ob bei einem positiven Testausfall bei der Sektion nicht auch pathologisch-anatomische Veränderungen erkennbar sind.
Diese Feststellung umreißt wohl am besten die heutige Einschätzung des Hypoxämietests. Es ist zu erwarten, daß mit einer weiteren Verbesserung der Untersuchungsmethodik und einer Vervollständigung des elektrokardiographischen Registrierprogrammes auch seine Aussagemöglichkeiten erhöht werden können.

Literatur

1. Biörck, G.: Epidemiologie und Soziologie der coronaren Verschlußkrankheiten. Verh. Dtsch. Ges. Inn. Med. 29 (1963), S. 573–582
2. Brody, A. J.: Master-two-step exercise test in clinically unselected patients. J. A. M. A. 171 (1959), S. 1195
3. Burchell, H. B., Pruitt, R. D. Barness, A. R.: The stress and the electrocardiogram in the induced hypoxemia test for coronary insufficiency. Am. Heart J. 36 (1948), S. 373
4. Bijörck, G.; Dalhamm, T.: The prognostic value of the hypoxia test. Cardiologia 17 (1950), S. 366

5. Dimond, E. G.: The Exercise Electrocardiogram in office practice. Springfield 1961
6. Hauss, W. H.: Angina pectoris, Entstehung, Erkennung, Beurteilung und Behandlung der Herzschmerzanfälle. Stuttgart 1954
7. Hauss, W. H.: Pathogenese der Coronarsklerose und des Herzinfarktes. Verh. Dtsch. Ges. Inn. Med. 29 (1963), S. 554—573
8. Hauss, W. H.; Junge-Hülsing, G.; Wehmeyer, H.; Zumkley, H.; König, F.; Losse, H.: Über den Zusammenhang von Hypertonie und Arteriosklerose. Med. Welt (1964) Nr. 12, S. 587–590
9. Hochrein, M.: Die Zeit vor dem Herzinfarkt. Physikalisch-diätische Therapie 4 (1963) Nr. 3, S. 31–35
10. Levy, R. L.; Patterson, J. E.; Clark, Th. E.; Bruenn, H. G.: The »Anoxemia Test« as an index of the coronary reserve. J. Amer. Med. Assn. 117 (1941) Nr. 25, S. 2113–2119
11. Master, A. M. u. a.: The Electrocardiogram and the »two-step«-exercise test, a test of cardiac function and coronary insufficiency. Amer. J. med. Sci. 207 (1944), S. 435
12. Master, A. M. u. a.: The »two-step«-exercise and anoxemia tests. M. Clin. North Amer. 35 (1950), S. 705
13. Mattingly, Th. W.; Robb, G. P.; Marks, H. H.: Electrocardiographic stress tests in suspected coronary disease. A long-term statistical evaluation of the types of response to double standard two-step exercise test and the anoxaemia test. Research Report WRAIR (1957), Nr. 75, S. 1–28
14. Mathers, J. A. L.; Levy, R. L.: The prognostic significance of the anoxemia test in coronary heart disease. A follow-up study of 254 subjects. Am. Heart J. 43 (1952), S. 546
15. Raab, W.: The nonvascular metabolic myocardia vulnerability factor in »coronary heart disease«. Fundamentals of pathogenesis, treatment and prevention. Amer. Heart J. 66 (1963) Nr. 5, S. 685–706
16. Robb, G. P.; Marcks, H. H.; Mattingly, Th. W.: The Value of the double standard two-step exercise test in the detection of coronary disease. A clinical and statistical follow-up study of military personnel and insurance applicants. Trans. Ass. Life Insur. Med. Dir. Amer. 40 (1957), S. 52–80
17. Russek, H. J.: Master two-step test in coronary artery disease. J. A. M. A. 165 (1957), S. 1772
18. Schimert, G.; Schimmler, W.; Schwalb, H.; Eberl, J.: Die Coronarerkrankungen (Coronarinsuffizienz, Angina pectoris und Herzinfarkt). Handbuch der Inneren Medizin, 9. Band, 3. Teil. Berlin 1960, S. 653–1509
19. Siebeck, Richard: Die Beurteilung und Behandlung Herzkranker. 3. Aufl. Berlin 1947
20. Simonson, E.: Differentiation between normal and abnormal in electrocardiography. St. Louis 1961

21. Stewart, H. J.; Horger, E. L.; Sorenson, C. W.: Experiences with the »anoxemia test« in patients with angina pectoris and in those with atypicale chest pain. Am. Heart J. 36 (1948), S. 161
22. Stewart, H. J.; Carr, H. A.: The anoxemia test. Am. Heart J. 48 (1954), S. 293
23. May, S. H.: Electrocardiographic response to gradually induced oxygen deficiency. I. Response of normal hearts in various age groups. Am. Heart J. 17 (1939), S. 653–668

VII. DAS NERVÖSE ATMUNGSSYNDROM

1. Allgemeines

In enger Beziehung zu den Kreislaufregulationsstörungen stehen Störungen der Atemregulation und Atemfunktion, die mit dyspnoischen Beschwerden, Mißempfindungen verschiedenster Funktionskreise und deutlicher Leistungsminderung einhergehen. Sie werden als sog. Atmungssyndrom beschrieben (CHRISTIAN; 3). Gleichwertige Bezeichnungen sind »Chest discomfort«, »Chest pain«, »respiratorisches Syndrom« und »pulmonale Dystonie«.
Wir halten es wegen der engen Nachbarschaft zu den besprochenen Kreislaufregulationsstörungen für berechtigt, dieses Syndrom mit zu besprechen und zu behandeln, wenn auch der Schwerpunkt bei dieser Form der Regulationsstörung bei der Atmung liegt und die zu erörternden Kreislaufbeschwerden meistens sekundär bedingt sind.

2. Symptomatologie

Die Symptomatologie dieses Syndroms ist in erster Linie durch die Atemform und die zugrundeliegende Funktionsstörung der Atmung bedingt. Im Vordergrund stehen Klagen über Atemnot, die im Gegensatz zur kardial oder pulmonal bedingten Dyspnoe schon in Ruhe auftreten, im Unterschied zum Asthma bronchiale aber ohne exspiratorischen Stridor einhergehen. Die Patienten klagen, daß sie nicht durchatmen können, daß der »Atem eingeschränkt sei«. Gleichzeitig wird ein Gefühl der Engigkeit über der Brust (sog. »Gürtel-« oder »Reifengefühl«) oder ein unangenehmes Druck- und Beklemmungsgefühl am Herzen angegeben. Oft bestehen die Beschwerden in Form kurzer, stichartiger Präkordialschmerzen. Charakteristisch ist der Zwang, tief einatmen zu müssen; Gähnen oder Seufzen kann wesentliche Erleichterung bewirken. Symptome betroffener Funktionskreise sind neurovaskuläre sowie Muskel- und Skeletterscheinungen; so finden sich Klagen über Störungen des Bewußtseins, Schwindelgefühl, leichte Erschöpfbarkeit, Konzentrationsschwäche, unklare Angstgefühle, Parästhesien, Kribbeln in den Fingern, Tremor bis zu manifesten tetanischen Zeichen. Die Patienten können weiterhin Kopfschmerzen, Kopfdruck, Trockenheit im Mund, Globusgefühl angeben. Bei Anstrengungen können sich die Beschwerden verschlimmern. Die verschiedenen Symptome lassen sich wie folgt aufgliedern:

Respiratorische Symptome:

Atemnot, atypisches »Asthma«, Engegefühl in oder um die Brust, Seufzeratmung, ausgiebiges Gähnen

Kardiovaskuläre Symptome:

Atypische Brustschmerzen, scharfes präkordiales Kneifen, dumpfe präkordiale Schmerzen oder Schmerzen am Rippenbogen, Palpitationen. Verschiedene Symptome vasomotorischer Labilität

Neurovaskuläre Symptome:

Zentral: Störungen des Bewußtseins, Ohnmacht, Schwindel, Unsicherheit, Störungen von Konzentration und Gedächtnis, Gefühl der Unwirklichkeit
Peripher: Parästhesien, Taubheit, Kribbeln, Kältegefühl in den Fingern, im Gesicht und in den Füßen

Muskel- und Skelett-Symptome:

Tremor und grobe zuckende Bewegungen, Karpopedalspasmen und (selten) generalisierte Tetanie, Myalgien, Arthralgien

Psychische Symptome:

Verschiedene Zustände von Angst, Spannung und Erwartungsangst, inadäquate Pseudoruhe (hysterische Personen)

Gastrointestinale Symptome:

Trockenheit im Mund, Globusgefühl, Dysphagie, Druck im linken Oberbauch oder im Epigastrium, Aerophagie, Aufstoßen, Gefühl des Aufgeblähtseins, Flatulenz

Allgemeine Symptome:

Leichte Ermüdbarkeit, allgemeine Schwäche, Reizbarkeit und chronische Erschöpfung, Angstträume, Schlafstörungen

3. Diagnostik

Spirometrie und Spiroergometrie

Die Diagnose eines sog. nervösen Atmungssyndromes läßt sich durch eine einfache spirometrische Untersuchung bzw. einen Belastungsversuch relativ leicht stellen.

Im Spirogramm erkennt man häufig einen ständigen Wechsel von Atemtiefe und Atemfrequenz, der oft durch einzelne Seufzerzüge unterbrochen wird. Die Atemmittellage ist zumeist inspiratorisch verschoben, das Atemminutenvolumen schon in Ruhe erhöht. Die Thorakalatmung ist verstärkt, die Zwerchfellatmung wenig ausgeprägt. Neben diesem unruhigen Atemtyp lassen sich weitere Atemformen abgrenzen. So kann die

Hyperventilation mit Seufzeratmung,
der ruhige Hyperpnoetyp,
die unruhige Hyperpnoe und
die sog. verhaltene Atmung

voneinander unterschieden werden. Im Niveau unterscheiden sie sich deutlich von anderen Dyspnoeformen, z. B. der »KUSSMAULschen Atmung« und dem »CHEYNE-STOKESschen Atemtyp«.

Bei weiterer Untersuchung der Lungenfunktion findet sich eine Vergrößerung des funktionellen Totraumes, die Residualluft bewegt sich dagegen in normaler Fehlerbreite.

Die raschen und oberflächlichen Atemzüge können die Inspirationsluft auf eine so niedrige Menge herabsetzen, daß die Menge des verfügbaren Gases für einen normalen Wechsel ungenügend ist. So können hypoxämische Zustände auftreten. Wenn jedoch die Atemexkursion der Frequenz nach nur gering, der Tiefe nach stärker zunehmend ist, werden große CO_2-Mengen abgebraucht, so daß Hypokapnie bzw. Alkalose entsteht. Der arterielle Kohlensäuredruck ist erniedrigt. Das Absinken der CO_2-Spannung führt andererseits zu einer Störung des Säure-Basengleichgewichtes, das nach der alkalischen Seite verschoben wird. Sie bedingt Störungen des Mineralstoffwechsels, die die Grundlage für die auftretenden neurovaskulären und neuromuskulären Störungen bilden.

Die Wasserstoffionenkonzentration ist erniedrigt, entsprechend dem Ausmaß der Ruhehypoventilation besteht eine mehr oder weniger ausgesprochene Hypokapnie (Hyperventilations-Tetanie).

Infolge der bestehenden engen Koppelung zwischen Blutgasgehalt und Hirndurchblutung muß diese zu einer Minderdurchblutung des Gehirns führen. Schwierig ist die Diagnose, wenn Hyperventilationszustände mit einem organischen Leiden kombiniert sind. Ein provokatorischer Hyperventilationsversuch kann zur Abklärung führen, da dann ein Teil der Symptomatik auftreten kann, über die der Patient zu klagen hat. Die im Gefolge forcierter Hyperventilation auftretenden Muskelkrämpfe, Kribbeln, Empfindungslosigkeit und weitere tetanoide Zeichen sind charakteristischerweise bei Rechtshändern links ausgeprägter, bei Linkshändern dementsprechend rechts. Es ist verständlich, daß die *Leistungsbreite* infolge der gestörten Atmung eingeschränkt ist. Ein Belastungsversuch macht die Leistungsminderung deutlich und läßt den Grad der Funktionsstörung durch die Bestimmung des Atemäquivalentes erkennen, wie nachfolgende Krankengeschichtsprotokolle belegen.

Im ersten Beispiel handelt es sich um den 42 Jahre alten Patienten H. B., einen Geschäftsmann, dessen Beschwerden erstmals 1954 nach starker beruflicher Überlastung aufgetreten sind. Bei ihm steht die Angst, nicht genügend Luft zu bekommen, im Vordergrund der Beschwerden. Trotz ständiger Schonung und bei Vermeidung jeglicher körperlicher Tätigkeit habe er das Gefühl, nicht richtig durchatmen zu können. Außerdem bestehen zeitweise krampfartige Schmerzen in der Herzgegend, verbunden mit starkem Herzklopfen.

Bei dem 38jährigen Pfarrer E. W. bestehen seit längerer Zeit Schmerzen über dem Herzen, die bis zur linken Schulter reichen; sie treten besonders in Erscheinung nach einer Tasse Kaffee, nach dem Genuß einer Zigarre oder nach geringer körperlicher Tätigkeit. Außerdem habe er das Gefühl, nicht richtig durchatmen zu können, was sich bei Anstrengung verstärke. Beim Heben eines Gewichtes oder bei einem Spaziergang treten plötzlich Atemnot und Engigkeitsgefühl auf, die mit starken Schmerzen unter dem Rippenbogen verbunden sind. Er leidet ferner unter starker Müdigkeit, Schwindelgefühl beim Aufstehen und Bücken, dann müsse er besonders stark durchatmen.

Tabelle 11. Verhalten der Ventilations- und Kreislaufgrößen bei Störungen der Atemfunktion in Ruhe und im Belastungsversuch

Nr. Name	Bel.-Stufe	O_2-Aufn.	CO_2-Abg.	RQ	AMV	Atem-äquiv.	Puls-frequ.	RR	O_2-Puls
260	Ruhe	440	360	0,82	9,3	2,11	70	125/80	6,3
H. B.	50 W	1117	875	0,86	31,2	3,07	84	145/85	11,9
	100 W	1360	1440	1,05	62,0	4,56	106	160/85	12,8
450	Ruhe	340	280	0,82	14,5	4,27	72	130/80	4,7
E. W.	50 W	780	800	1,07	32	4,12	84	155/85	9,3

Die klinische Untersuchung ließ bei beiden Patienten keinen abweichenden Befund von seiten des Herzens erkennen. Elektrokardiographisch fanden sich keine Besonderheiten, die durchgeführten Kreislauffunktionsprüfungen verliefen normal. Röntgenologisch fand sich außer tiefstehenden Zwerchfellkuppen kein auffälliger Befund. Das Verhalten von Pulsfrequenz und Blutdruck entsprach in Ruhe und bei Belastung den Werten, die wir auch bei Normalpersonen gewonnen haben. Zeichen einer überschießenden oder verminderten Kreislaufleistung waren nicht nachweisbar. Die Sauerstoffaufnahme lag ebenfalls im normalen Grenzbereich. Auch das Verhalten des Sauerstoffäquivalentes war bei den einzelnen Belastungsstufen regelrecht. Dagegen fand sich eine ungewöhnliche Steigerung des Atemminutenvolumens, bei E. W. schon in Ruhe von nahezu 15 Litern gegenüber 6 bis 8 Litern bei Normalen. Im Belastungsversuch wurde die Steigerung des Atemminutenvolumens bei beiden Patienten noch ausgesprochener; so fanden wir schon bei H. B. bei 50 Watt einen steady state-Wert für das Atemminutenvolumen von 31,2 und bei E. W. von 32 Litern. Bei 100 Watt erreichte H. B. ein solches von 62 Litern, das bedeutet eine Steigerung des Atemminutenvolumens um das Doppelte. E. W. konnte einer stärkeren Belastung nicht unterzogen werden. Bei beiden Patienten fand die unökonomische Atmung ihren Ausdruck in den hohen Atemäquivalentwerten, die während Belastung bei H. B. 3,07 und 4,56, bei E. W. 4,12 betrugen. Der respiratorische Quotient lag bei den geringen Belastungsstufen über 1, die Ursache ist vor allem in der Hyperventilation zu suchen.

Das Spirogramm ergab bei E. W. eine ausgesprochene Unruhe der Atmung mit starken Schwankungen der Atemmittellage und starker Unregelmäßigkeit des Atemvolumens, während bei H. B. eine ausgesprochene und gleichmäßige Hyperventilation nachweisbar war.

Die unökonomische Atmung, charakterisiert durch das hohe Atemäquivalent, ist somit ein leistungsbegrenzender Faktor. In zahlreichen Arbeitsversuchen konnte der Nachweis erbracht werden, daß ein Anstieg des Arbeitsatemäquivalentes auf 4,0 und mehr als arbeitsbegrenzender Richtwert angesehen werden muß, dem ähnliche Bedeutung wie ein hoher Arbeits-RQ-Wert oder eine Pulsfrequenz über 160 Schl/min zukommt. Auf niedrigen Wattstufen liefert ein erhöhtes Atemäquivalent schon einen wichtigen Hinweis für das Betroffensein des entsprechenden Funktionskreises und das Ausmaß der Funktionsstörung.

Das Atemäquivalent weist in Ruhe einen relativ großen Streubereich auf; erst körperliche Belastung führt zu einer Einengung des Streubereiches und damit zu einer Erweiterung der Aussagefähigkeit. Öfter ist eine nachweisbare Regulationsstörung der Atmung nicht allein auf diesen Funktionskreis beschränkt, sondern schließt die periphere Kreislaufregulation in sich ein. Beim Leistungsschwachen stellen wir häufig durch kombinierte Untersuchungen von Kreislauf und Atmung nicht allein hohe Atemäquivalentwerte als Zeichen einer ungenügenden Atemregulation fest, sondern darüber hinaus relativ hohe Pulsfrequenzwerte, ungenügende Blutdruckanstiege im Belastungsversuch, Befunde, wie wir sie bei den hypotonen Kreislaufregulationsstörungen beschrieben haben. Uns scheint, daß der Schulung der Atmung beim Leistungsschwachen viel zu wenig Beachtung gewidmet wird, daß aber gerade hier eine aktive Therapie zu deutlicher Leistungssteigerung führen kann.

4. Die Bewertung einer Atemregulationsstörung

Die Atemregulationsstörung sollte als ernstes Krankheitsbild bewertet werden und fordert den ganzen Einsatz ärztlichen Handelns. Gerade die Atmung ist, wie der Gang, wie Lachen und Weinen, eine Form menschlichen Verhaltens und bedarf unserer Aufmerksamkeit. CHRISTIAN sagt mit Recht, daß die Atmung zu jenen Funktionen gehört, bei deren Grundvollzug das Individuum seine Existenz, sein »In der Welt sein« in einer eigentümlichen Weise erlebt und vollzieht.

Wenn wir die Atmung als spezifische menschliche Ausdrucksfunktion ansehen, so kann mit E. STRAUSS die Seufzeratmung als Ausdruck der Bedrükkung und Niedergeschlagenheit angesehen werden. Seufzer treten auf, wenn das Gleichgewicht zwischen Individuum und Welt gestört wird, wenn sich Druck und Gegendruck verstärken. Seufzen drückt eine unerträgliche Situation aus, es strebt nicht nach Änderung. Im Gegensatz dazu kann die ruhige Hyperpnoe als Ausdruck einer Bereitstellung und Anspannung aufgefaßt werden, während die unruhige Hyperventilation Ausdruck von Angst, Furcht und Sorge ist.

So lassen sich aus der Atemform wesentliche Hinweise auf menschliche Verhaltensweisen ziehen; der Nachweis einer unökonomischen Atmung, einer Atemregulationsstörung sollte als *echtes Zeichen einer Leistungsminderung* angesehen und entsprechend bewertet werden.

Durch bewußte Schulung der Atmung läßt sich in besonderer Weise eine Steigerung und Hebung der Leistungsfähigkeit bewirken. Aus diesem Grunde messen wir der Durchführung von Atemübungen im Rahmen der aktiven Therapie so große Bedeutung bei. Es ist bei bewußter Atemschulung möglich, gewisse Minderwertigkeiten des Thorax, die durch Deformitäten der Rippen, durch Mißbildungen und Wirbelsäulenanomalien bedingt sind, entsprechend auszugleichen. Der Atemschulung kommt gerade beim Leistungsschwachen eine entscheidende Aufgabe zu, die auf alle übrigen Funktionskreise fördernd ausstrahlt. Im Kapitel Atemgymnastik (Seite 118) werden Grundzüge der Atemübungen dargestellt.

Literatur

1. Christian, P.: Die Atembewegung als Verhaltensweise. Nervenarzt 28 (1957), S. 234
2. Christian, P.: Atmung. Handbuch der Neurosenlehre und Psychotherapie. Bd. II: Spezielle Neurosenlehre. München 1959, S. 517–530
3. Christian, P.; Mohr, P.; Ulmer, W.: Das nervöse Atmungssyndrom bei vegetativ Labilen. Dtsch. Archiv Klin. Med. 201 (1955), S. 70.
4. Reindell, H.; Kirchhoff, H.-W.: Über kombinierte Funktionsprüfungen des Kreislaufes und der Atmung. II. Mitt.: Untersuchungsergebnisse bei Patienten mit Regulationsstörungen des Kreislaufes und der Atmung. Dtsch. Med. Wschr. 81 (1956), Nr. 26, S. 1048–1053
5. Strauss, E.: Der Seufzer. Jb. Psychol. Psychotherap. 2 (1954), S. 113

VIII. DIE LEISTUNGSTHERAPIE DER REGULATIONSSTÖRUNG

1. Allgemeines

Wir haben bei der Erörterung des Begriffes der Regulationsstörung ausgeführt, daß diese Ausdruck einer Ganzheitsschädigung ist, die alle leiblichen und seelischen Bereiche umfaßt. Wir wissen, daß Regulationsstörungen des Kreislaufes nicht auf dessen Organe beschränkt sind, sondern andere Funktionskreise berühren, diese in Mitleidenschaft ziehen und so Ausdruck einer vielschichtigen Schädigung werden. Die Therapie der Kreislaufregulationsstörung muß in gleicher Weise vielschichtig sein, sie darf nicht aus einer einzigen Maßnahme bestehen, sondern aus einer Reihe nebeneinander, individuell anzuordnender und ineinandergreifender Maßnahmen. Diese Gegebenheiten haben gerade in Hinsicht auf die Behandlung immer wieder zu Begriffsbildungen geführt, die, wie »Ganzheitsbehandlung«, »Mosaiktherapie« usw., auf die Notwendigkeit komplexer, sich ergänzender und verflochtener Behandlungsaktionen hinweisen. Delius hat die Formulierung »psychophysische Komplementär- und Simultantherapie« verwendet. Diese Formulierung hat den Vorteil, eindringlich die Notwendigkeit einer vielschichtigen Therapie zu bezeichnen.

Wir haben mit unseren bisherigen Ausführungen den Versuch gemacht, aus der Vielzahl der Krankheitserscheinungen einige herauszugreifen, die sich einer mehr oder weniger typischen und objektiven Diagnostik erschließen. Wir sind dabei auf einige erreichbare Glieder einer Kette im Sinne von Scheidt gestoßen, an denen auch die Therapie ansetzen sollte. Das Bild der Kette verschiedener Funktionskreise, die ineinander verschlungen den lebendigen Organismus charakterisieren, ist dabei ebenso bedeutsam wie die immer wieder gemachte Erfahrung, daß ein geschädigtes Glied in der Kette in der Lage ist, Regulationsstörungen in anderen Funktionskreisen hervorzurufen, ohne selbst Beschwerden zu verursachen. Wir müssen deshalb eingangs unserer Darstellung über die anzuwendende Behandlung eindringlich auf die Problematik der Störungsherde oder Herderkrankungen hinweisen und auf die Möglichkeit, durch die Beseitigung eines subjektiv stummen Herdes einen wesentlichen Einfluß auf die bestehenden Regulationsstörungen zu nehmen. Als Herd ist dabei nicht nur an Zahnherde, Nebenhöhlenerkrankungen, chronische Gallenblasen- und Blinddarmentzündungen zu denken, sondern ebenso an Dislokationen der Wirbelsäule, nicht erkannte Frakturen der Dornfortsätze im Bereich der Halswirbelsäule, Schädigungen der Augen und Ohren, Zwerchfellhernien, Narben und andere »Kettendefekte«.

Die Therapie – ganz gleich, wie sie im Einzelfall gestaltet ist – sollte prinzipiell den Patienten zur Erfüllung von Aufgaben anhalten, ihn zu Mitverantwortung und aktiver Teilnahme an der Behandlung veranlassen.
Der Patient, der diese Therapie benötigt, ist in seiner Grundeinstellung in ganz bestimmter Weise verzogen. Er will heute »Gesundheit« konsumieren, so wie er Nahrungsmittel oder Konfekt, Kino oder Meinungen aus der Zeitung konsumiert. Er versteht als konsumierbare Gesundheit: Pillen, Bäder, Bestrahlungen oder andere Heilmittel. Eine derartige Haltung ist im Bereich der Therapie der Regulationsstörungen nicht nur falsch. sondern wird unter Umständen sogar zu einer Steigerung der Beschwerden führen. Der Patient erwartet von einem Medikament oder Bad mehr, als diese ihm geben können. Er erwartet, daß die Verordnung oder das Verordnete eine Aktion ersetzt, die er selber zur Abwehr des Schadens aufbringen sollte. Hier ist es Aufgabe des Arztes, ihn zu Handlungen zu führen, die er selbst vornehmen kann, und die ihm Sicherheit geben.
Die therapeutischen Maßnahmen sollen so geartet sein, daß sie den Patienten befähigen, Hemmungen und Unsicherheit sowie die Angst, die ihn belasten, zu überwinden. Wir werden uns daher mit Behandlungsmaßnahmen beschäftigen, die dem Patienten helfen, zu einer bionomen Aktivität zurückzufinden. Die Elemente einer derartigen Therapie stellen nicht ein einfaches Training dar, sondern eher ein psychophysisches Training, das dem autogenen Training von J. H. SCHULZ näher steht als einem Körpertraining, das vornehmlich auf einen Leistungszuwachs der Muskeln und Organe abzielt.
Wir werden nunmehr bewußt die Therapiemaßnahmen behandeln, die in der Praxis möglich und anwendbar sind; vor allem wird dabei auf aktive Übungen eingegangen. Die spezielle Therapie einzelner Formen von Kreislaufregulationsstörungen wird gesondert dargestellt, desgleichen werden die Behandlungsmöglichkeiten im Heilverfahren in einem eigenen Kapitel besprochen.

2. Das Prinzip der ambulanten Behandlung

Die Unterschiedlichkeit in der Schwere der einzelnen Regulationsstörungen macht eine Gliederung der Behandlungspläne je nach Art der Krankschreibung notwendig. Leichtere Formen werden ambulant unter Erhaltung der Arbeitsfähigkeit bzw. ambulant bei gleichzeitiger Krankschreibung in häuslicher Pflege, schwerere Formen in speziellen Heilverfahren bzw. in der Klinik behandelt. In der ambulanten Behandlung kann nur eine begrenzte Reihe von Therapiemaßnahmen zur Anwendung kommen, während in der Kur oder Klinik die Möglichkeiten zwangsläufig größer sind.

Zu welchem Zeitpunkt ein Patient mit Regulationsstörungen krank geschrieben werden muß, ist auch bei objektiven Befunden nicht immer klar zu entscheiden. Eine Ohnmacht bei Orthostatikern, eine Tachykardie, ein »Anfall« kann ebenso zu einer Krankschreibung zwingen, wie ein Zustand offensichtlicher Überlastung und Überarbeitung mit reaktiver Hypertonie. Objektive Befunde, wie wir sie im diagnostischen Teil angegeben haben, werden die Notwendigkeit der Krankschreibung fast immer belegen. Sehen wir von den Fällen ab, bei denen Bettruhe oder richtiges Ausschlafen für ein paar Tage nötig sind, zwingt der plötzliche Arbeitsabbruch zu Überlegungen, die M. HOCHREIN in folgenden Sätzen darstellt:

»Die abrupte Abschaltung von jeglicher geistig-seelischen Beanspruchung schafft ein Entlastungssyndrom, das vielfach zunächst unangenehm als Langeweile empfunden wird, dann aber einer zunehmenden Indolenz, Trägheit, psychischen Einengung und Abschaltung Platz macht, bis schließlich der Tagesablauf mit seiner Minus-Beanspruchung vollkommen ausreicht, die Enthebung jeglichen Eigenentschlusses Zufriedenheit beschert und die Rückkehr in den Alltag mit Turbulenz und Überforderung als so unüberwindliche Barriere erscheint, daß die Kultivierung eines mehr oder weniger ausgeprägten Krankheitsgefühls als wirksamster Selbstschutz resultiert.«

In der Praxis sieht die Situation dieses »Krankgeschriebenen« ohne ein vom Arzt verordnetes aktives, therapeutisches Programm etwa so aus, daß er seine Familie stört, nicht weiß, was er anfangen soll und dann mit mehr oder weniger schlechtem Gewissen irgendwelche Aufgaben übernimmt, die vom Anstreichen der Wohnung bis zum Garagenbau reichen.

Krank sein bedeutet für den Regulationsgestörten mit einer nachgewiesenen Leistungsminderung etwas anderes, als für den Kranken mit einer Infektionskrankheit oder Verletzungsfolge. Dieser Kranke gehört ins Bett, muß passiv verbleiben, solange der Krankheitszustand anhält. Der an einer Regulationsstörung Erkrankte aber bedarf für die Zeit seiner Erkrankung eines *Aktionsprogrammes*, in dem er selbst aktive Leistungen für seine Gesundheit aufzubringen hat. Dies gilt sowohl für die häusliche Krankschreibung wie für eine mögliche Kurzeit.

Hier ist von seiten des Arztes, des Patienten und der Kasse ein gewisses Umdenken erforderlich. Es betrifft bei der Kasse z. B. das Problem der Krankenkontrolle, bei der im allgemeinen verlangt wird, daß der Patient entweder im Bett oder zumindest passiv sich verhaltend angetroffen wird. Befände sich der Patient beispielsweise auf einem Spaziergang oder bei einer sonstigen Aktion, könnte dies mißverstanden werden. Auch der Patient muß sich von der Vorstellung frei machen, daß Krankgeschriebensein zwangsläufig mit Bettruhe verbunden ist. Aus diesem Grund halten wir die Aufstellung eines schriftlichen Aktionsprogrammes für wichtig, da auf diese Weise über die verschiedenen Therapiemaßnahmen, z. B. Durchführung bestimmter körperlicher Übungen, dosierte Spaziergänge, Regelung des Tagesablaufes etc. genaue Belege vorhanden sind und der Patient sich dadurch gegenüber seinem Kostenträger gedeckt fühlt.

Neben der Darstellung verschiedener *aktiver Übungsprogramme*, die der Patient an sich selbst vornehmen kann, werden wir uns mit der *Regelung der Lebensführung*, der *Psychotherapie*, der *medikamentösen Therapie* und ihren Möglichkeiten sowie mit der *Ernährung* unserer Patienten zu befassen haben. Auf diesen Elementen beruht im wesentlichen die Therapie der Regulationsstörungen.

Nochmals betonen wir, daß es ratsam ist, wenn der Arzt nach eingehender Aussprache für seinen Patienten ein *Aktionsprogramm* entwirft, das dem zugrunde liegenden Befund angepaßt ist und in dem die einzelnen Therapiemaßnahmen angeführt sind. Dieses Programm sollte durch schriftliche »Buchführung« des Patienten kontrolliert, die verschiedenen Anweisungen des Arztes schriftlich bestätigt werden. Der Arzt kann sich hierfür bestimmte Vordrucke anfertigen lassen, auf denen in einfacher Form das angestrichen und zeitlich bestimmt wird, was dem Patienten aufgetragen wird.

3. Die Regelung der Lebensführung

Im ärztlichen Gespräch muß besonders auf die Lebensführung und die Regelung des Tagesablaufes eingegangen werden. Es wird sich nicht vermeiden lassen, daß der Arzt seinen Patienten mit aller Deutlichkeit auf einschneidende Maßnahmen zur Änderung seiner Lebensweise hinweist. Hierzu gehört in erster Linie eine physiologische Tageseinteilung, die notwendige Entspannung in der Mittagspause, die Einhaltung eines genügend langen Nachtschlafes und eine ausreichende Urlaubs- und Freizeitregelung. Dem Patienten mit einer Kreislaufregulationsstörung muß nun einmal klargemacht werden, daß er sich zur notwendigen Entspannung und Erholung erziehen muß, daß er evtl. berufliche Ziele zurückstecken muß, um sich seiner Familie zu erhalten und sich selbst vor ernsten Folgen zu bewahren. Dem ärztlichen Gespräch kommt entscheidende Bedeutung zu. Für dieses muß Zeit und Muße vorhanden sein. Der Patient soll das Gefühl haben, sich aussprechen, seine Sorgen und Bedenken dem Gesprächspartner anvertrauen zu können. Oft führt schon das Gefühl, verstanden, ja überhaupt angehört zu werden, zu einer wesentlichen Erleichterung und Befreiung. Durch eine verständnisvolle Aussprache kann es zu einem Vertrauensverhältnis zwischen Arzt und Patienten kommen, eine wesentliche Vorbedingung für die einzuschlagende Therapie.

Dabei kann es zu Klärungen kommen, die gegebenenfalls einen nötigen Eingriff in die berufliche Situation des Patienten erfordern. Es müssen Probleme erörtert werden, die sich durch Schicht- oder Nachtarbeit, Doppelberuf bei der Frau oder spezielle berufliche Belastungen ergeben. Auf die etwaigen Hilfen im persönlichen Bereich kann hier nur hingewiesen werden. Den richtigen Weg, das richtige Maß zu finden, ist eine besonders dankenswerte ärztliche Aufgabe.

Zur Regelung der Lebensführung gehört auch, daß der Arzt versucht, Einfluß auf die Freizeitbeschäftigung seines Patienten zu nehmen, ihn anzuregen, einem »Hobby« nachzugehen, das nicht nur Entspannung bringt, sondern als Folge dieser Entspannung auch die berufliche Leistung fördert. Die immer wieder geäußerte Meinung, für eine Freizeitbeschäftigung keine Zeit zu haben, ist unglaubhaft. Kein Mensch kann die Hetze des täglichen Berufslebens ohne Pause, ohne Entspannung durchhalten.

Welche Liebhaberei, welche außerberufliche Passion man auswählt, erscheint zweitrangig, wenn sie nur dazu dient, wirkungsvolle Entspannung und Anregung zu vermitteln.

G. R. Heyer schreibt hierzu:

»Sei es, daß der Mensch musiziert, malt oder schreibt, daß er gärtnert oder Segelflieger ist, eine Kunst, oder Reiten oder Jagen, Bergsteigen oder Fischerei ausübt, das mag jeder wählen. Es sind die urtümlichen Lebensformen und Lebensweisen, in denen oft mehr Entspannung liegt, als in den schönsten Systemen.«

Gewiß kann der Arzt in Klinik und Praxis seinen Patienten von der Notwendigkeit, sich einen Ausgleich zu schaffen, überzeugen. Wesentlich größer wird jedoch der Einfluß des Arztes im Kurbetrieb sein, da er hier in längeren Gesprächen oder im Vortrag Möglichkeiten der Freizeitgestaltung aufzeigen und praktische Anregungen und Hinweise vermitteln kann.

4. Aktive Übungsmaßnahmen

Im folgenden werden einige aktive Übungen aufgezeigt, die der Patient an sich vornehmen kann. Es sind im wesentlichen verschiedene Formen der Wasseranwendung, der Hautbürstung, der körperlichen Übung bzw. Atemschulung. Auf die Verwendung technischer Geräte und Einrichtungen wird zunächst soweit wie möglich verzichtet.

a) Hydrotherapie

Abreibung

Zu einer Abreibung wird ein Handtuch und frisches, kaltes Wasser benötigt. Sie sollte nur erfolgen, wenn der Körper erwärmt und der Kreislauf durch vorangegangene Übungen angeregt ist. Besonders wirksam sind Abreibungen im Freien, die in jeder Jahreszeit durchgeführt werden können, also auch im Winter. Da die Abreibung nur wenige Sekunden dauert, besteht in keinem Fall die Gefahr einer Erkältung. Im Gegenteil, die Abreibung mit frischem kalten Wasser, gegebenenfalls mit Eis oder Schnee, ist ein sicheres Mittel, um sich gegen Erkältungskrankheiten zu schützen und die Kreislaufregulation wirksam zu beeinflussen.

Das Handtuch wird zu einem Drittel in den vorbereiteten Wasserbehälter getaucht. Zuerst werden die Arme abgerieben, dann die Brust, schließlich kann der Patient sich durch Schlagen mit dem nassen Handtuch den Rücken in beliebiger Form massieren. Nach einem eigenartigen, aber nicht unangenehmen Körpergefühl entwickelt sich später eine deutliche Hautwärme, die Atmung wird vertieft, man empfindet eine weder durch Bad noch durch Massage erreichbare Frische, die eine gewisse Zeit anhält. Fast immer geraten Patienten durch die Abreibung in eine euphorische Stimmung, die nach Abklingen einer angenehmen Müdigkeit Platz macht.

Der Patient soll sich dann sofort ankleiden und gut zugedeckt wenigstens 5 Minuten hinlegen. Es ist wichtig darauf hinzuweisen, daß er in dieser Zeit weder ißt noch liest, noch sich in irgendeiner Form ablenken läßt (Unterhaltung, Radio, Fernsehen).

Aufsteigendes Armbad/Fußbad

Gebraucht werden ein oder zwei Eimer (Plastik), ein Gefäß mit mindestens einem Liter Fassungsvermögen (Wasserkessel).

Ein Eimer, halb gefüllt mit warmem Wasser, wird auf einen Hocker neben den Sitzplatz gestellt. Griffbereit wird ein Wasserkessel mit heißem Wasser gehalten.

Im Sitzen wird die linke Hand bzw. der linke Unterarm in den Eimer gesteckt. Dann wird langsam heißes Wasser (bis zur Erträglichkeitsgrenze) zugegossen. Das Zugießen soll 2 bis 3 Minuten, die Dauer eines aufsteigenden Armbades 5 bis 10 Minuten betragen. Entsprechend wird bei einem beidseitigen Armbad verfahren. Anschließend wird der Arm mit kaltem Wasser abgegossen oder in kaltes Wasser getaucht. Danach vorsichtig abtrocknen!

Beim Fußbad ist entsprechend zu verfahren. Ein solches Bad soll täglich, am besten eine Stunde vor dem Schlafengehen, genommen werden.

Wechselwaschung

Benötigt werden zwei Eimer, einer für kaltes, einer für warmes Wasser, sowie zwei weiche, größere Waschlappen.

In ähnlicher Weise wie bei der Abreibung werden Wechselwaschungen morgens und abends vorgenommen. Jeder Körperteil ist erst warm, dann kalt abzuwaschen; diese Prozedur ist 3- bis 4mal zu wiederholen. Nach der Waschung soll man sich vorsichtig abtrocknen, dabei nicht zu sehr die Haut reiben. Dem Arzt ist über den Einfluß dieser Therapie auf das Befinden zu berichten.

b) Hautpflege

Als wesentliches Element der Hautpflege ist die Hautbürstung zu empfehlen.

Hautbürstung

Für die Hautbürstung ist eine größere, feste Bürste, wie sie als Waschbürste Verwendung findet, zu empfehlen; Haarbürsten sind fast immer zu weich, Bürsten mit Kunstfasern ungeeignet. Die Bürste sollte nur von einer Person verwendet werden, deshalb ist sie zu signieren.

Die Hautbürstung bezweckt eine bessere Hautdurchblutung, eine Ableitung des Blutes aus dem Körperinnern in die Hautgebiete sowie eine Verringerung des Gefäßwiderstandes in der Haut. Dadurch wird eine wesentliche Ökonomisierung der Arbeit, die Blutgefäße und Herz zu leisten haben, erreicht (Abb. 20).

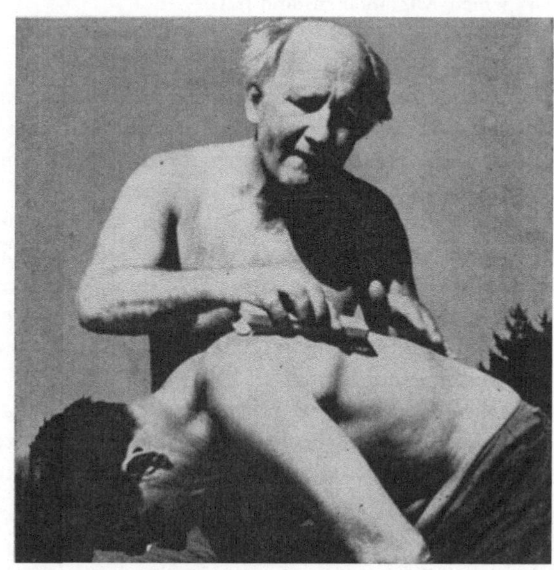

Abb. 20 *Hautbürstung*

Die Hautbürstung kann vor der morgendlichen oder abendlichen Waschung bzw. vor dem Zubettgehen erfolgen, ihre Dauer beträgt 5 bis 7 Minuten.

Die Bürstung wird in langen, sehr langsamen Strichen, in der Regel zum Herzen hin, vorgenommen. Man beginne mit dem rechten Fuß und ziehe die Bürsten langsam bis zur Schenkelbeuge und mit festem Druck über Unter- und Oberschenkel hinauf. Die Bürstung des Beines ist zwei- bis dreimal zu wiederholen.

An der gleichen Stelle soll erst nach Abklingen des Hautreizes wieder gebürstet werden.
In gleicher Weise wird dann der rechte Arm, das linke Bein und der linke Arm gebürstet. Die Bürstung der Brust erfolgt von der Mitte (Brustbein) im Verlaufe der Rippen um den Rumpf so weit wie möglich nach hinten. Die weibliche Brust und die Brustwarzen sind auszuschließen.
Der Bauch wird im Uhrzeigersinn langsam von rechts unten nach rechts oben, links oben, links unten, rechts unten gebürstet.
Für die Bürstung des Rückens ist eine Hilfsperson notwendig, die jeweils von der Wirbelsäule, den Rippen folgend, um den Rumpf so weit wie möglich nach vorn bürstet.
Diese generelle Anweisung kann durch spezielle Vorschriften ergänzt und erweitert werden; so kann die Bürstenmassage durch kreisende Bewegung einer oder beider Schultern, der Knie, der Hüften oder einer strichförmigen Bürstung des Halses, der Kopfhaut usw. modifiziert werden. Der Patient wird angewiesen, diese Vorschrift täglich zu befolgen und zu beobachten, welchen Einfluß die Bürstung auf seinen Allgemeinzustand hat.

c) Morgengymnastik

Einige gymnastische Übungen am frühen Morgen können helfen, in ganz anderer Körperverfassung den Tag zu beginnen. Es kommt dabei nicht darauf an, schnell ein Übungsprogramm zu absolvieren oder gar Gymnastik nach einem Kommando durchzuführen.
Gymnastische Übungen dürfen nicht nur die mechanische Wiederholung eines bestimmten Bewegungsvorganges sein, sie sollen sich vielmehr aus dem Rhythmus des Übenden entwickeln, eine konzentrative Leistung darstellen und ein Erlebnis sein. Eine Übung darf nicht zu einer Überlastung führen, sie soll vielmehr zwanglos bleiben. Der Übende soll immer das Gefühl haben, sich aus eigenem Impuls zu bewegen.
Das Ziel der Übungsgymnastik ist, den Übenden zuerst schwachen, dann allmählich sich steigernden Belastungen auszusetzen und später durch spezielle Übungen eine möglichst weitgehende Funktionstüchtigkeit herbeizuführen.

Recken und Strecken

Ausgangsstellung: Man stehe zwanglos aufrecht, lasse Arme und Schultern locker hängen.

Übung: Man räkele sich gemütlich, dehne die einzelnen Gliedmaßen, greife mit den Armen immer höher. Die Übung kann gleichzeitig von phonetischen Lauten begleitet sein.
Danach erfolgt wiederum ein allgemeines Schütteln und Schlenkern der Glieder.

Nickübung (Halswirbelsäule)

Ausgangsstellung: Aufrechter Stand, man stehe locker und zwanglos.

Übung: Man lasse den Kopf zwanglos nach vorn fallen ohne aktive Mithilfe, nur durch das Eigengewicht des Kopfes bedingt.

Wackelübung

Ausgangsstellung: Man nehme eine zwanglose Grundhaltung ein.

Übung: Man lasse den Kopf durch sein Eigengewicht nach seitwärts fallen, von rechts nach links und umgekehrt und scheuere dabei das Ohr an der nicht gehobenen Schulter.

Haltungsübung

Ausgangsstellung: Die Beine stehen in leichter Seitgrätschstellung, und man nehme die Arme hoch.

Übung: Man beuge den Oberkörper nach vorn, berühre mit den Händen den Boden, richte sich wieder auf und beuge sich mit hochgenommenen Armen nach rückwärts.
Die Knie bleiben durchgedrückt. Erreicht man trotz aller Anstrengungen auf diese Weise mit den Händen den Boden nicht, sollte man jedesmal die Arme so weit es geht nach unten stoßen.

Hochstrecken eines Armes

Ausgangsstellung: Man stehe locker aufrecht, die Arme hängen zwanglos am Körper herab.

Übung: Man führe den Arm mit nach außen gedrehtem Handrücken so weit wie möglich rückwärts, drehe dann die Hand herum und führe den Arm über den Kopf zurück.
Man nehme den Arm seitlich hoch über den Kopf und beuge dabei den Rumpf seitlich (sinngemäß wird die Übung auch mit dem anderen Arm durchgeführt).

Beckenübung

Ausgangsstellung: Man stehe locker mit leicht angebeugten Knien und mäßiger Rumpfbeuge: »Katzenbuckel«.

Übung: Man bewegt das Becken nach vorn und hinten, d. h. man führe eine leichte Kippbewegung vorwärts und rückwärts durch.
Dann führe man eine Kreisbewegung mit dem Becken aus, sodann eine leichte Drehbewegung im Becken mit Stillhalten des Oberkörpers im Hüftstütz der Arme.

Affengang

Ausgangsstellung: Man halte die Beine gestreckt, die Handflächen flach auf dem Boden und die Füße so nahe wie möglich an den Händen. Diese Stellung zwingt das Gewicht auf die Arme, streckt den Rücken und die Knieschnen.

Übung: In dieser Stellung geht man langsam vorwärts.

d) Gymnastik mit einfachen Hilfsmitteln im Freien

Gymnastische Übungen im Freien lassen einfache Hilfsmittel zu, wie an Hand der sogenannten Stockgymnastik bzw. Gymnastik mit Stein oder Ball gezeigt werden soll. Für die Stockgymnastik benützt man einen einfachen Haselstock mit Lederschlaufe und Spitze. Ein solcher Stock kann als Übungsgerät zum Spreizen der Arme und zu verschiedenen koordinierten Schwungbewegungen benutzt werden. Er dient als Stütze bei allen Übungen der Lendenwirbelsäule und des Beckens sowie bei verschiedenen Lockerungsübungen. Hier einige Beispiele:

Übung mit Stein oder Ball

Ausgangsstellung: Seitgrätschstellung der Beine, Arme in Hochhalte, die Hände halten einen Stein oder Ball, Rumpfvorheben; der Kopf bleibt zwischen den Armen.

Übung: Man kreise mit dem Rumpf nach allen Richtungen; der Rumpf bleibt entspannt vorgebeugt. Man reiche abwechselnd den Stein oder Ball durch die Beine, schwinge Stein oder Ball erst nach rechts, dann nach links.

Ballübung

Ausgangsstellung: Grätschstellung, Ball vor die gegrätschten Füße legen.

Übung: Von den Hüften aus vorbeugen bei gestreckten Knien und den Ball fassen. Körper vorgeneigt lassen und Ball in Brusthöhe bringen. Arme wieder ganz ausstrecken, ohne daß der Ball den Boden berührt, Übung wiederholen.

Einfache Stockübungen

Ausgangsstellung: In Grätschstellung aufrecht hinstellen, Arme nach unten fallen lassen, einen etwa 1 m langen Stock zwischen beide Hände nehmen, Abstand zwischen den Händen etwa 50 bis 60 cm.

Übung: Von den Hüften aus (bei gestreckten Knien) bis zum Erdboden hinunterbeugen.

Ausgangsstellung: Aufrecht stehen, Stock wie oben fassen.

Übung: Zwischen den Händen über den Stock steigen, vorwärts und rückwärts.

Stockheben

Ausgangsstellung: Beide Hände halten den Stock gefaßt und bringen ihn zur Hochhalte. Der Kopf bleibt zwischen den Armen, die Füße stehen zusammen.

Übung: Man führe mit hochgehaltenem Stock ein langsames Rumpfkreisen, Rumpfbeugen und Rumpfdrehen aus. Die Übung soll ohne Hast durchgeführt werden.

Beinpendeln

Ausgangsstellung: Aufrechte Stellung, locker, man stütze den Körper mit einem Stock ab und hebe ein Bein leicht an.

Übung: Man schwinge ein Bein locker vor und zurück. Der Schwung erfolgt nur durch das Eigengewicht des Beines wie bei einem Uhrpendel. Die Übung wird sinngemäß mit dem anderen Bein wiederholt.

Beinaufschwung auf einen Stock

Ausgangsstellung: Man stelle den Stock vor sich hin und stehe in gebeugter Stellung.

Übung: Man schwinge ein Bein über den Stock, so daß das Knie auf ihn zu liegen kommt. Sodann beuge man den Rumpf solange, bis die Nase das Knie berührt.

Beinschwingen

Ausgangsstellung: Man stütze den Körper mit dem Stock ab und lasse ein Bein hin und her pendeln.

Übung: Man schwinge nunmehr das pendelnde Bein im Sinne eines Fußballstoßes hin und her und schwinge das Bein so hoch wie möglich. Der Schwung des Beines soll nicht abgebremst werden.

Denkmalstellung

Ausgangsstellung: Man nehme den Stock in eine Hand, stehe auf einem Bein mit seitlich erhobenen Armen und zurückgeneigtem Kopf in lockerer Position.

Übung: Man versuche, in dieser Stellung möglichst mit geschlossenen Augen möglichst lange Zeit zu stehen.

e) Bali-Gymnastik

Als Gymnastikgerät zur Korrektur von *Haltungsschäden*, zur *Stützung der Wirbelsäule* sowie zum *Training von Herz, Kreislauf und Atmung* hat sich das sogenannte *Bali-Gerät* bewährt.

Die Bali-Gymnastik ermöglicht die Korrektur von Wirbelsäulenanomalien, die Kräftigung des muskulären Halteapparates, die Streckung der Brust-

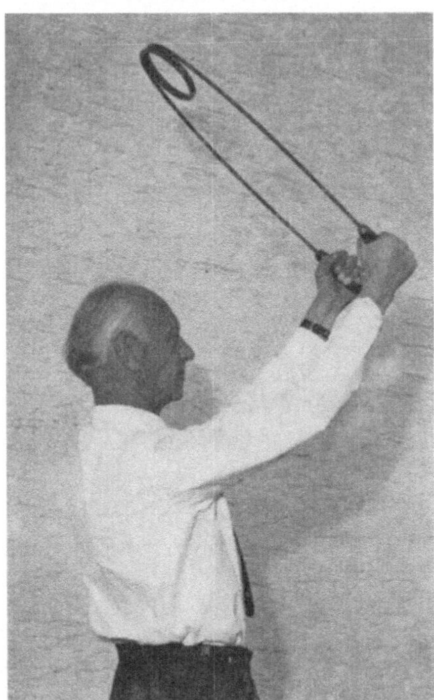

Abb. 21 *Baligymnastik*

wirbelsäule und eine Mobilisierung und Elastizierung des Brustkorbes. Beschwerden im Bereich von Hals, Nacken, Schulter und Armen werden ausgeglichen, ein deutlicher *Lockerungseffekt* ist beim Hartspann und bei Myogelosen gegeben.

Von besonderer Bedeutung ist die Bali-Gymnastik für den *sitzenden Berufstätigen* und angespannten Menschen, dem die Zeit und Gelegenheit fehlt, sich regelmäßig den zur Gesunderhaltung notwendigen körperlichen Ausgleich zu schaffen. Der Vorteil ist die *Praktikabilität*, da man täglich innerhalb weniger Minuten unabhängig von Raum, Zeit und Wetter gezielte Bewegungsreize setzen kann.

Die Gymnastik zielt weniger auf eine Verbesserung der Muskelkraft als vielmehr auf die *kreislauffördernde Muskel-Ausdauerkondition*. Durch die Häufigkeit und Geschwindigkeiten des Übungsablaufes wird ein Wachstumsreiz auf die Herz- und Lungenkraft ausgeübt, denn der Arbeitswiderstand (Endfederdruck) ist bewußt gleichbleibend gehalten.

Das Bali-Gerät stellt eine im stumpfen Winkel gebogene *Stange aus Federstahl* dar. Sie gleicht einer großen Sicherheitsnadel mit endständig angebrachten Griffen. Je nach der Stahlstärke und Länge der Griffstangen gibt es Geräte verschiedener Belastungsgrößen von zwei, vier, sechs und acht Kilogramm (Abb. 21).
Zur Durchführung der Gymnastik empfiehlt sich die Verwendung eines Gerätes von *vier bis sechs* Kilogramm.

Zur Technik

Die Arme werden ausgebreitet und das Gerät über dem Kopf gehalten. Die Arme werden nun nach vorn gestreckt, wobei die Feder zusammengedrückt wird. Dann werden die Arme in Schulterhöhe angezogen, so daß der Brustraum frei ist. Die Arme werden wieder gestreckt, die Feder entspannt.

Grundübung

Ausgangsstellung: Gerät geöffnet, Arme nach vorn ausgestreckt in Schulterhöhe.

Übung: Gerät mit ausgestreckten Armen schließen, an das Gesicht heranführen bis zu den Ohren, Gerät öffnen und wieder nach vorne führen.

Seithochschwung

Ausgangsstellung: Gerät geöffnet, nach unten hängend, Beine leicht gegrätscht.

Übung: Gerät seitlich hochschwingen und dabei schließen. Beim Zurückschwingen wird das Gerät geöffnet und nach der anderen Seite wieder geschlossen.

Holzhackerübung

Ausgangsstellung: Beine gegrätscht, Gerät geöffnet, Untergriff über den Kopf erhoben, Windung nach vorne.

Übung: Nach vorne unten schwingen, dabei Gerät zusammendrücken und durch die Beine hindurchführen. Mit Schwung in die Ausgangsstellung zurück und einen Augenblick verweilen, dann Übung wiederholen.

Glockenzieherübung

Ausgangsstellung: Gerät geöffnet, über den Kopf erhoben.

Übung: Mit Schwung in die Spreizhocke gehen, dabei Gerät schließen und zwischen die Beine führen, zurück in die Ausgangsstellung.

Grasmäherübung

Ausgangsstellung: Gerät geschlossen, seitlich vom Körper in Hüfthöhe.

Übung: Gerät wird geöffnet und mit Schwung in die Hüfthöhe zur anderen Körperseite geführt, dabei wird die Wirbelsäule etwas gedreht. Mit Schwung in die Ausgangsstellung zurück. Nach einigen Wiederholungen dieselbe Übung mit geschlossenem Gerät auf der anderen Körperseite beginnen.

Rückenübung

Ausgangsstellung: Gerät auf der Rückenseite geöffnet, Untergriff, Arme nach unten ausgestreckt, Gerät zum Körper gewinkelt.

Übung: Gerät wird geschlossen, die Griffe an der Wirbelsäule möglichst weit hochgeführt. Gerät öffnen und wieder nach unten führen.

f) Atemgymnastik

Im Rahmen der gymnastischen Hilfen kommt der Atemgymnastik besondere Bedeutung zu. Sie wird in Verbindung mit anderen Übungen Teil eines physiologischen Vorganges: Bewegungsübungen, Lockerungen und Entspannung bereiten eine bestimmte Reaktions- und Stoffwechsellage vor.

Atemübungen sollen die primäre Atmungsmuskulatur berücksichtigen und die Funktion dieser Muskelgruppen verbessern. Hierzu sind Übungen erforderlich, bei denen mit der Einatmung die Flanken bewußt gedehnt, die Rückenpartie bewußt beatmet und die Bauchatmung betont wird. Schultern und Arme sollen dabei nicht angehoben werden. Ausgangspunkt der Atemübungen ist die *aufrechte Haltung*, die während der Übung nicht wesentlich verändert wird.

Erst später wird zu Atemübungen übergegangen, welche die Atemhilfsmuskulatur einbeziehen; hierbei werden die Arme mit der Ausatmung fallen gelassen, mit der Einatmung gehoben. Eine wesentliche Voraussetzung ist die Entspannung des Brustkorbes vor Beginn der Atemübungen. Schmerzende und verkrampfte Muskelpartien können die richtige Durchführung von Atemübungen erschweren.

Vor der Atemübung sollte sich der Patient ausgiebig recken und strecken, durch weiche Bewegungen in den Knien, durch Hochnehmen und Fallenlassen der Schultern gründlich lockern.

Die Atemübungen dürfen nicht als mechanischer Ablauf angesehen werden, sondern der Übende soll sich auf den Übungsvorgang konzentrieren.

Die Übungen sollen nicht mit Bewegungsübungen verbunden werden. Eine Entspannung aller Muskeln ist anzustreben. Die Füße und Beine sind parallel nebeneinanderzustellen, die Knie kaum merklich zu beugen, der Rücken so zu halten, daß weder ein Hohlkreuz noch eine gebeugte Haltung entsteht. Das wird durch ein geringes Einziehen oder Vorschieben des Beckens und durch ein ebenso geringes Vorschieben der Schultern erreicht. Der Kopf ist aufrecht zu halten, als ob man in die Ferne sehen wollte. Diese Grundstellung muß mehrmals geprüft werden, sie soll während der Atemübung nicht merklich verändert werden. Der Rumpf soll sich also bei der Ausatmung kaum nach vorne bewegen, bei der Einatmung kaum aufrichten. Eine Atemübung darf nicht zu einer Überventilation führen. Eine mehr als dreimalige Wiederholung einer Übung ist unzweckmäßig.

1. Übung. Einfache Ein- und Ausatmung

Man atme bewußt, aber ohne Anstrengung aus, ohne die Körperhaltung zu verändern. Dabei werden die vorderen Partien des Brustkorbes gesenkt, die Flanken und der Bauch eingezogen. Dieser Vorgang ist durch Auflegen der Hände zu prüfen. Man warte, bis ein natürliches Bedürfnis zur Einatmung besteht, lasse dann die Einatmungsluft ruhig einfließen und beobachte, wie sich die vorderen Partien des Brustkorbes heben, die Flanken dehnen und der Bauchraum vergrößert.

Dieser langsame Atmungsvorgang wird 3mal wiederholt. Vor der Wiederholung lockere man Arme, Schultern, Kopf und Beine durch schüttelnde Bewegungen.

2. Übung. Sprechübung bei Ausatmung

In gleicher Grundhaltung versucht man mit der Ausatmung zusammen ein Wort (z. B. Reitschule) langsam, aber so oft wie möglich zu sprechen. Der Patient zählt mit den Fingern mit und wiederholt diese Übung.

3. Übung. Widerstandseinatmung

In gleicher Grundhaltung verzögert man die Einatmung durch Ansaugen des Handrückens an die Lippen. Diese Erschwerung der Einatmung ist ein ganz besonders wertvolles Atemtraining. Auch diese Übung wird wiederholt.

4. Übung. Sandsackatmung im Liegen

Man besorgt sich einen kleinen Sandsack mit einer Füllung von 1 bis 2 kg und legt sich diesen auf den Bauch. Dabei wiederholt man die einfache Ein- und Ausatmung. Der Sandsack wird die Ausatmung unterstützen (Eindrücken der Bauchdecke) und die Einatmung erschweren (Übung der Bauchatmung).

Auch diese Übung soll täglich wiederholt werden.

Die größten Schwierigkeiten bestehen immer wieder bei der *Zwerchfellatmung*. Bei der Einatmung muß der Bauch heraustreten, bei der Ausatmung der Bauch eingezogen werden.

Es kommt darauf an, daß im Verlauf der Übungen erlernt wird, den Brustkorb zu heben, die Flanken auszuweiten und außerdem den Bauch zusätzlich herauszudrücken, womit eine maximale Einatmung erreicht wird. Die Ausatmung, die jeder Einatmung vorausgehen soll, wird am besten durch ein Fallenlassen der Arme nach vorne und ein aktives Einziehen des Bauches erreicht. Die Luft soll dabei durch den halbgeöffneten Mund ausgestoßen werden.

g) Wirbelsäulengymnastik

1. Entspannung

Benötigt wird eine feste Rolle von 20 bis 30 cm Durchmesser und 40 cm Länge (Matratzenteil oder Keilkissen in einem festen Bezug).
Man lege sich auf eine feste Unterlage (Teppich, harte Matratze) 5 bis 10 Minuten bäuchlings über die Rolle, so daß ein gebeugter Rücken entsteht. Becken und Brust müssen tiefer liegen als die Lendenwirbelsäule. Man versuche dabei, möglichst entspannt zu liegen.

2. Dehnung

Man stelle sich aufrecht hin, die Beine etwas gespreizt, und versuche mit den Fingerspitzen den Boden vor sich zu erreichen. Die Übung wird so oft und so lange durchgeführt, bis der Übende in der Lage ist, die Handflächen auf den Boden zu bringen.

3. Kräftigung

Man lege sich rücklings auf den Boden und hebe die geschlossenen Beine bis zu einem Winkel von etwa 45° an, dann werden kleine Drehbewegungen in dieser Stellung vorgenommen. Diese Übung soll jeden Tag durchgeführt werden, bis man ohne Mühe in der Lage ist, die Drehbewegungen eine Minute lang durchzuführen.

h) Fußgymnastik

Durch Fußübungen soll das Fußgewölbe gestreckt und die Fußmuskulatur gelockert werden. Dazu gehören Zehendrehen, Bewegungsübungen des Vorfußes, kräftiges Massieren und Beklatschen der Fußsohle, dazu Greifübungen der Zehen nach kleinen Holzstücken, Spreizübungen der Zehen und Raupengehen. Durch stereotype Verordnung von Fußbädern oder Wechselbädern können die Schädigungen der Fußmuskulatur nicht beeinflußt werden, wenn sie nicht mit Fußgymnastik verbunden sind.

Folgende Gehübungen haben sich bewährt

Fuß locker nachschleppen, leicht einwärts gedreht (über die kleine Zehe nachziehen) abwechselnd links und rechts.

Zehengang, Arme in Hochhalte (totale Streckung).
Bei jedem Schritt sich nach oben recken.

Gehen auf den Fersen, Zehen nach oben ziehen.

Gehen auf den Außenkanten der Füße (Knie auseinanderdrücken), O-Beine.

Gehen auf den Innenkanten der Füße (Knie gegeneinander drücken), X-Beine.

Gehen mit starker Betonung der Schulterbewegung. Linker Fuß vorn, rechte Schulter vorn.

Unterschenkel nach hinten oben pendeln (Oberschenkel bleibt senkrecht hängen),
a) einzeln links und rechts,
b) mit beiden Beinen (hüpfend).

Hände umspannen Unterschenkel und ziehen das Knie bis zur Brust an. Zugleich Luft durch den Mund auspressen.

Langsam tiefgehen in Kauergang und wieder langsam hochgehen in aufrechte Haltung.

5. Das erweiterte Aktionsprogramm

a) Spaziergang – Wanderung – Radfahren – Schwimmen

Die Möglichkeit, das körperliche Aktionsprogramm auszudehnen, ist in der hausärztlichen Praxis beschränkt und besteht im wesentlichen in der Empfehlung, zur körperlichen Kräftigung Spaziergänge und Wanderungen zu machen, zu schwimmen und radzufahren.

Der Einfluß von Licht und Luft, die Abwechslung der Umgebung, die seelischen Wirkungen stehen beim Spaziergang und bei Wanderungen im Vordergrund. Biologische Auswirkungen auf Organe und Organsysteme lassen sich erst nach längerer Zeit gewinnen. Bei systematischen täglichen Spaziergängen von mindestens 30 Minuten Dauer lassen sich jedoch deutliche leistungssteigernde Wirkungen erzielen. Die Spannkraft und Elastizität des Körpers nimmt zu, ein günstiger Einfluß auf Kreislauf und Atmung ist festzustellen. Dieser kann bewußt intensiviert werden, wenn man während des Spaziergangs die Atmung schult oder das Tempo nach Art eines Intervalltrainings bemißt.

Besonders wohltuend sind Spaziergänge in waldiger Umgebung wegen ihres sedativen Einflusses. Man kann dabei dem Patienten folgende Selbstkontrolle an die Hand geben:

Er erhält den Auftrag, für längere Zeit tagtäglich eine festgelegte Strecke zu gehen, und zwar zu einer bestimmten Zeit. Vor dem Fortgehen nimmt er seinen Ruhepuls im Sitzen über eine Minute, dann tritt er seinen Spaziergang an und notiert die Zeit, die er für diese Strecke benötigt hat. Sofort nach der Rückkehr zählt er wieder seinen Puls und verfolgt nun von Minute zu Minute, in welcher Zeit die anfangs erhöhten Frequenzwerte zum Ausgangswert zurückkehren. Die Zahlen, die man so erhält, sind oft tageweise sehr verschieden; dies hängt nicht nur von der Witterung, sondern auch von der Stimmungslage sowie der Art der Bekleidung ab. Man stellt jedoch fest, daß der Patient die gleiche Strecke im Laufe von wenigen Tagen schneller und bequemer geht und auch die Erholungszeit des Pulses abnimmt.

Später können dann *größere Wanderungen* durchgeführt werden, im allgemeinen am Wochenende oder in den Ferien. Verpflegung, Übernachtung etc. erfordern dafür eine größere Vorbereitung. Was für den Spaziergang und die Wanderung gesagt wird, gilt sinngemäß für das *Radfahren*, möglichst abseits des Straßenverkehrs. Die biologische Wirkung auf die einzelnen Organe ist die gleiche. Wenn es die Witterung zuläßt, sollte der Fahrer an Beinen und Armen unbekleidet sein.

Schwimmen erschließt das natürliche Umgebungselement, das Wasser, am meisten. Auch hier sollte das Schwimmen nicht vom sportlichen Standpunkt, sondern mehr als erweitertes Baden betrachtet werden. Der Einfluß des Wassers auf Haut, Blut, Stoffwechsel, Atmung und Kreislauf ist, sowohl was die thermische wie resorptive Wirkung angeht, tiefer als der der Luft allein. Man kann das Schwimmen als bewußte Atemschulung betreiben und eine Normalisierung der gestörten Atemfunktion erreichen.

b) Saunabad

Das Saunabad hat einen direkten Einfluß sowohl auf die hypertone wie die hypotone Form der Regulationsstörung. Gegenanzeigen stellen lediglich entzündliche und degenerative Koronar- und Herzmuskelerkrankungen, Herzinsuffizienz, maligne Hypertonie und akute entzündliche Erkrankungen dar. Da in den meisten Städten heute die Möglichkeit zum Saunabad besteht, sollen hier einige Hinweise zu Indikation und Technik gegeben werden.

Durch die Saunabehandlung werden die natürlichen Reaktionen auf Wärme- und Kältereize starker Belastung ausgesetzt. Die Haut als Stoffwechselorgan wird angeregt, die periphere Durchblutung gesteigert. Bei längerer Behandlung kommt es zu deutlicher Beeinflussung der Leistungsfähigkeit. Bei Patienten mit nervösen Erschöpfungszuständen stellt sich ein sedierender Effekt ein, der zur allgemeinen Entspannung führt.

Die Sauna führt bei richtiger Applikation zu einem normalisierenden Effekt sowohl auf die hypotone wie die hypertone Regulationsstörung. Hypertone Regulationsstörungen werden nach anfänglicher Steigerung von systolischem und diastolischem Blutdruck durch die Saunabehandlung anhaltend gemindert; bei hypotonen Regulationsstörungen kommt es zu einer Hebung des Blutdruckniveaus. Patienten mit sog. nervösen Herzstörungen können im Einzelfall einmal über leichte Herzsensationen klagen, aber auch hier ent-

wickelt sich nach der Kaltwasseranwendung und vor allem in der Ruhephase wohlige Wärme und eine entsprechende sedative Wirkung. Entscheidend ist die Ruhezeit, die ärztlich überwacht werden sollte.
Mit der Hebung der Leistungsfähigkeit und der Besserung der Stimmungslage ist außerdem eine Hebung der Widerstandskraft gegen Infekte, vor allem akute und chronische Erkrankungen der oberen Luftwege, grippale Infekte, eine Steigerung der Infektresistenz, verbunden. Der Flüssigkeitsverlust führt bei einzelnen Fettsuchtformen zu deutlicher Gewichtsminderung und damit zur Kreislaufentlastung.

Die Technik des Saunabades

Vor dem Saunabad soll weder getrunken noch gegessen werden. Man beginne mit einer Dusche, wobei man sich ganz abseifen und duschen soll. Man trockne sich gut ab, um rasch schwitzen zu können. Kommt der Badende nun in den eigentlichen Saunaraum, dessen Temperatur 70 bis 90° C beträgt, setzt oder legt er sich auf die unterste Pritsche; hier ist die Temperatur niedriger als auf den oberen Stufen. Erst mit der Gewöhnung an die Temperatur kann man weiter nach oben steigen, wobei man eine liegende bzw. sitzende Stellung einnehmen kann. Bei liegender Stellung kann man seine Füße hoch lagern. Der erste Saunagang soll zehn Minuten nicht überschreiten; man warte aber, bis man kräftig schwitzt.
Die Schwitzprozedur kann man durch Abklopfen des Körpers mit Birkenquasten oder durch vorherige Bürstenmassage beschleunigen. Die Birkenquastenmassage wird in Deutschland wenig angewandt, denn nicht jede Birkenart liefert die richtigen Quasten mit fest anliegenden Blättern.
Nach dem ersten Saunagang geht der Badende in den Vorraum, um sich abzukühlen. Er kann ein Schwimmbassin, Tauchbad, die kalte Dusche oder im Winter eine Schneeabreibung benutzen. Man achte darauf, daß beim Abkühlen auch der Kopf berücksichtigt wird.
Anschließend ist eine Ruhepause von 10 bis 15 Minuten nötig, wobei der Körper ganz in Decken eingehüllt werden muß.
Fühlt man sich wohl und ist an das Saunabad gewöhnt, kann man weitere Saunagänge in beschriebener Weise anschließen.
Besonders wirksam ist eine Bindegewebsmassage nach der Sauna, die den Körper elastisch, die Muskulatur geschmeidig macht. Die Reizwirkung der Sauna muß so abgestuft werden, daß sie dem Badenden gut bekommt. Die klinische Reaktion ist das Ausschlaggebende, da es für diese Reize keine Meßmethode gibt.

In dieser bzw. ähnlicher Weise sollte es dem behandelnden Arzt ohne Zeitverlust möglich sein, dem Regulationsgestörten individuelle Anweisungen für Behandlungsvorgänge zu geben, die ihn zu einer bestimmten und dosierten Aktivität bewegen. Wie weit durch persönliche Formulierungen und Fragestellungen der Patient angehalten wird, die empfohlenen Maßnahmen auch durchzuführen, hängt wesentlich von der Intensität des Hinweises und von der erbetenen Kontrolle durch schriftliche Eintragungen auf vorgedruckter Anweisung ab. Es muß vermieden werden, den Patienten zu überfordern, weshalb wir in der ambulanten Behandlung unter Erhaltung der Arbeitsfähigkeit darauf verzichten, Anweisungen für größere körperliche oder sogar für sportliche Aktionen zu geben. Nach unserer Erfahrung ist der Berufstätige nach seiner täglichen Arbeit zu müde, um derartige Übungen durchzuführen. Tut er es dennoch, dann läuft er Gefahr, sich zu überanstrengen. Erst im Verlaufe der Behandlung, nach Besserung seiner Beschwerden ist mit ihm ein größeres körperliches Aktionsprogramm durchzusprechen.

6. Kurative Behandlungsmethoden

a) Medikamentöse Behandlung

Es gibt viele Möglichkeiten einer medikamentösen Beeinflussung, und es ist schwierig, alle in Frage kommenden pharmakologischen Präparate zu nennen. Die Auswahl der anzuwendenden Mittel ist subjektiv bedingt, wobei naturgemäß diejenigen aufgeführt werden, die sich in eigener Praxis bewährt haben.

Eine medikamentöse Behandlung sollte nur fall- und fristweise erfolgen, so berechtigt es auch sein mag, dem Wunsch des Patienten nach medikamentöser Hilfe Rechnung zu tragen. Immer aber ist der Einfluß zu berücksichtigen, den das Medikament mit der Zeit auf seine Haltung ausübt. Keine Therapie kann genügen, wenn sie nicht durch aktive Mitleistung des Patienten unterstützt wird. Die physische und psychische Leistungsminderung geht im allgemeinen mit unterschiedlichen Verhaltensformen einher, die es zunächst zu beeinflussen gilt. Unsere Patienten befinden sich entweder im Zustand einer *überschießenden Erregung,* einer »gespannten Erschöpfung« (L. DELIUS). Sie sind überaktiv und fühlen sich ständig veranlaßt, mehr zu tun, als ihnen zuträglich ist. Es sind Menschen, die daran gewöhnt sind, bis an den Rand des Leistungsvermögens zu gehen, die sich ständig verausgaben, so daß M. HOCHREIN den Ausdruck »Leistungstier« für sie gebraucht. Dieser Leistungseffekt erstreckt sich meist nicht nur auf die berufliche Tätigkeit, auch ein Überleistungswille in der Freizeit ist feststellbar.

In diesem Zustand können dämpfende und beruhigende Medikamente förderlich sein und sollten auch verordnet werden. Es kommen Sedativa, Nervina und Tranquilizer (z. B. Aequosanol, Bellergal, Circovegetalin, Neurovegetalin, Omca, Valium, Librium usw.) in Frage.

Die andere charakteristische Zustandsform ist die *»schlaffe Erschöpfung«,* der allgemeine *Erregungsmangel*, die resignative Abstumpfung und mehr oder weniger gleichgültige Passivität, die durchaus in Verbindung mit Unruhezuständen, Schlaflosigkeit usw., einhergehen können.

Der behandelnde Arzt wird bei seiner Therapie auch an hormonelle oder endokrine Substitution denken. Besonders sind Störungen der Schilddrüsenfunktion und des Zuckerhaushaltes zu berücksichtigen

Von günstigem Einfluß ist die Wirkung gleichgeschlechtlicher Hormone, die in geringer Dosierung einen fördernden Einfluß auf die Leistungsfähigkeit erschöpfter Personen auszuüben vermögen. Auch andersgeschlechtliche Hormone wirken günstig. Männer sprechen meist auf Progynon gut an, die Wirkung tritt verhältnismäßig bald in Erscheinung.

Weiterhin sind Testosteron-Östradiol-Kombinationen (z. B. Primodian), die in der Therapie zur Behandlung klimakterischer Beschwerden verwendet werden, auch zur Behebung von Erschöpfungszuständen (DÜKER) geeignet. Aktivanad, Katovit, Reaktivan sind weitere Medikamente, die in der Behandlung der Leistungsminderung als brauchbar angesehen werden.

b) Ernährung – Genußmittel

Bei Patienten mit einer Regulationsstörung ist im allgemeinen ein strenges Ernährungsregime oder die Einhaltung einer bestimmten Diät nicht notwendig. Andererseits können doch einige Hinweise und Regeln dazu beitragen, die allgemeine Therapie wirksamer zu beeinflussen.

Wichtigste Grundregel ist die Beschränkung des Kaloriengehaltes der Nahrung. Sie soll ausreichend und sättigend sein, keineswegs aber den Stoffwechsel und Kreislauf belasten. Jede überflüssige Nahrungszufuhr muß zu einer Kreislaufbelastung führen und sich in Veränderungen einzelner Kreislaufgrößen widerspiegeln. Weiterhin soll die Kost leicht verdaulich und gut bekömmlich sein. Man vermeide blähende Speisen, die das Zwerchfell hochdrängen und Atmung und Herztätigkeit belasten. Es ist besser, neben den Hauptmahlzeiten noch kleinere Zwischenmahlzeiten einzuschieben, um auf diese Weise die Volumina der einzelnen Mahlzeiten möglichst klein halten zu können. Man achte auch darauf, daß die letzte Mahlzeit abends nicht zu spät eingenommen wird.

Eine Beschränkung der Nahrungsfette sollte mehr aus Gründen der Verdauung als aus Furcht vor Arteriosklerosegefahrdung erfolgen. Die Frage der Verträglichkeit von *Genußmitteln* muß individuell beantwortet werden. Im allgemeinen sollte dem Genuß von Kaffee oder Tee nicht widersprochen werden, wenn der Patient dadurch angeregt und belebt wird. Bei einigen Patienten können diese Genußmittel förderlich wirken, während sie bei anderen die Symptome der Unruhe, Hast und Nervosität verstärken. Zumeist wird der Patient ihre Wirkung an sich selber studiert haben und evtl. auf eine andere Kaffee- oder Teesorte überwechseln. In gleicher Weise muß die Frage des Alkoholkonsums beantwortet werden. Im Regelfall ist einem mäßigen Alkoholgenuß nicht zu widersprechen, in Einzelfällen sogar dazu zu raten. Die Flüssigkeitszufuhr soll sich dabei immer in Grenzen halten. Dementsprechend sollte man den Genuß kohlensäurehaltiger Mineralwasser einschränken und dafür natürliche Fruchtsäfte bevorzugen, die wegen ihres Reichtums an Vitamin C leistungssteigernd wirken können.

In dieser Hinsicht haben wir mit der Verabfolgung von »hohes C« (Eckes Übersee-Fruchtsaft K.G., Nieder-Olm) gute Erfahrungen gemacht. Bei täglicher Verabfolgung einer kleinen Flasche »hohes C« konnte schon nach vierwöchiger Beobachtungszeit eine deutliche Hebung des Allgemeinbefindens, eine Minderung der Anfälligkeit gegenüber katarrhalischen Infektionen und eine Hebung der allgemeinen Leistungsfähigkeit festgestellt werden. Viele Probanden gaben spontan an, sich wohler zu fühlen, den Bedingungen des täglichen Dienstes gegenüber besser gewappnet zu sein und behaupteten, daß ihre Arbeitskraft zugenommen habe. In eigenen leistungsmedizinischen Untersuchungen fand sich eine leistungssteigernde und konditionsverbessernde Wirkung, die sich sowohl bei Vita maxima- als auch bei steady state-Arbeit nachweisen ließ. Insbesondere fand sich eine signifikante Beeinflussung der Sauerstoffaufnahmefähigkeit und eine gewisse Ökonomisierung der Kreislaufregulation. Auch im Rahmen einer Kurbehandlung wurde bei täglicher Vitaminzufuhr in Form von »hohes C« eine günstige Einwirkung auf Allgemeinbefinden und Leistungsfähigkeit festgestellt.

Die Einschränkung der täglichen Kochsalzzufuhr ist bei gewissen Formen von Regulationsstörungen empfehlenswert. In gleicher Weise wird die Einschaltung von Obst- und Reistagen, vor allem bei fettleibigen Patienten und solchen, die körperlich nicht schwer zu arbeiten haben, nützlich und förderlich sein.

Ein wesentliches Problem der Behandlung von Patienten mit Regulationsstörungen ist die Beeinflussung des Tabakabusus. Es ist eine ebenso selbstverständliche wie schwer zu erfüllende Forderung, diesen Abusus entweder ganz zu beseitigen oder einzuschränken. Über den schädlichen Einfluß dieser Genußmittel liegen überzeugende Arbeiten vor.

Die Behandlung eines starken Rauchers bei gleichzeitig bestehender Regulationsstörung kann durch die Süchtigkeit des Patienten erschwert sein. Als Entziehungshilfen sind verschiedene Präparate angegeben worden, von denen das Lobelin in verschiedener Form mit gewissem Erfolg angewendet werden kann. Es soll als nikotinähnlicher Körper eine Austauschfunktion haben. Injektionsbehandlung ist der peroralen Medikation vorzuziehen. In gewisser Weise besteht ein Unterschied im Rauchkonsum zwischen Antriebs- und Genußmittel. Rauchen unter Belastung stellt eine besondere Gefahr dar, während Rauchen als Entspannungsmittel nicht so gravierend zu bewerten ist.

Wichtig ist schließlich die Erziehung zu einer vernünftigen *Eßkultur.* Der Patient muß wieder lernen, sich beim Essen Zeit zu nehmen, und muß zu einer langsamen und bedächtigen Nahrungsaufnahme angeleitet werden. Bei vielen Patienten wäre etwas angebracht, das man »autogenes Essenstraining« nennen könnte. Sie haben das vernünftige Essen verlernt. Einmal ergibt sich zwangsläufig aus einer bewußt verlangsamten Nahrungsaufnahme mit sorgfältigem Kauen und guter Einspeichelung eine Entlastung des Verdauungsapparates, zum anderen fördert die Eßkultur Ausgeglichenheit und innere Sammlung. Auch gewisse Äußerlichkeiten können hier wirken. Der gedeckte Tisch, die äußere Aufmachung, evtl. Blumenschmuck, das alles kann dazu beitragen, eine Reihe von Symptomen, die sich aus der Hetze und Hast unserer Tage ergibt, günstig zu beeinflussen.

Literatur

Beckmann, P. u. Mitarbeiter: Internistische Übungsbehandlung. Stuttgart 1960

Beckmann, P.: Die Kur der Kreislaufgeschädigten gestern und heute. Die Ersatzkasse 4, 77, 1958

Beckmann, P.: Rehabilitation und Frühheilverfahren für Kreislaufgeschädigte. Münch. Med. Wschr. 11, 426, 1958

Beckmann, P.: Der Arzt und das Problem der Zivilisationsschäden. Ärztl. Mittlg. 20, 820, 1958

Beckmann, P.: Frühheilverfahren für Kreislaufgeschädigte als ärztliche Aufgabe. Ärzteblatt f. Baden-Württemberg 9, 1958

Beckmann, P.: Arbeitsbereiche der medizinischen Rehabilitation. Die Ersatzkasse 39, 205, 1959

Bednarik, K.: An der Konsumfront. Stuttgart 1957

Delius, L.: Vegetative Regulationsstörungen des Herzens und des Kreislaufs. Zeitschr. f. Kreislf.Forschg. 47, 346, 1958

Delius, L.: siehe Uhlenbruck, P., Praxis der Herz- und Kreislaufkrankheiten. München 1964

Düker, H.: Leistungsfähigkeit und Keimdrüsenhormone. München 1957

Devrient, W.: Sauna. Das Bad der Bäder. 4. Aufl. Berlin 1950

Halhuber, M. J.: Darf mein Herz in die Sauna? Praktische Kreislaufprobleme bei Überwärmungsmaßnahmen. Ärztl. Mitt. 44 (1959) Nr. 44, S. 1621–1624

Hettinger, Th.; Müller, E. A.: Sportphysiologische Untersuchungen mit dem Bali-Gerät. Sportmed. 2 (1957), S. 48

Hochrein, M.; Schleicher, I.: Herz-Kreislauferkrankungen. Angewandte Physiologie und funktionelle Therapie. Klinik und Therapie der Herz-Kreislauferkrangungen. Darmstadt 1959

Hollmann, W.; Venrath, H.; Valentin, H.; Bonnekoh, J.: Der Einfluß von Übungen mit dem »Bali«-Gerät auf Kreislauf und Atmung. Sportarzt 12 (1961) Nr. 7, S. 1–7

Kohlrausch, W.: Gymnastik für Manager. Lockerungs- und Atemübungen für ältere und verspannte Menschen. Stuttgart 1961

Koch. A.: Gymnastik und Sport als Prophylaxe und Therapie von Herz- und Kreislaufstörungen. II. Teil. Sportarzt 10 (1959) Nr. 3, S. 1–5

Kohlrausch, W.; Teurich-Leube, H.: Lehrbuch der Krankengymnastik bei inneren Erkrankungen. 5. Aufl. Stuttgart 1958

Ott, V. R.: Die Sauna. Ihre Geschichte. Die Grundlagen ihrer Wirkung. Ihre Anwendung zur Prophylaxe und Therapie. Basel 1948

Parow, I.: Funktionelle Atmungstherapie. 2. Aufl. Stuttgart 1963

Vogler, P.: Physiotherapie. Leipzig 1964

IX. SPEZIELLE THERAPIE BEI KREISLAUFREGULATIONS-STÖRUNGEN

1. Die hypotone Kreislaufregulationsstörung

Die Therapie der *hypotonen Regulationsstörung* sollte fast ausschließlich aktive Übungsbehandlung sein. Alle ihre Elemente, die bei der allgemeinen Therapie der Regulationsstörungen aufgeführt werden, sind hier wirksam. Insbesondere bewähren sich Abreibungen mit kaltem Wasser, die Wechselwaschung, die Hautbürstung und allgemeines Körpertraining. Gerade Übungen der Morgengymnastik, der Gymnastik mit einfachen Hilfsmitteln oder die Bali-Gymnastik, wie sie an Übungsbeispielen besprochen wurde, sind von anregender und regularisierender Wirkung. Sie können ergänzt werden durch Schwimmen, Saunabehandlung und dosierte Spaziergänge. Bei allen diesen Maßnahmen kommt es auf eine gewisse Muskelarbeit des Körpers an. Bindegewebsmassage und krankengymnastische Widerstandsarbeit können die Wirkung der genannten Maßnahmen erhöhen. Allzu warme Bäder oder Duschen, intensive Sonnenbestrahlung und zu lange Bettruhe sollten dagegen vermieden werden. Es gelingt durch die genannten Übungselemente schon in wenigen Wochen, einen sichtbaren Effekt auf das Allgemeinbefinden und die Kreislaufregulation zu erzielen.

Eine medikamentöse Therapie sollte nur fall- und fristweise eingesetzt werden. Insbesondere kommen hier Sympathikomimetica in Frage; einige gebräuchliche Präparate sind in Tabelle 13 aufgeführt. Es empfiehlt sich, die angeführten Medikamente zunächst in geringer Dosierung zu verabfolgen. Sehr wirksam ist die erste Morgengabe noch im Bett, etwa $^1/_2$ Stunde vor dem Aufstehen. Die Verabfolgung von Noradrenalinabkömmlingen, z. B. Arterenol, sollte nur bei schweren Kollapszuständen und auch dann nur im Rahmen einer Klinikbehandlung erfolgen. Bei latenter Nebennierenrindenschwäche kann außerdem ein Versuch mit synthetischem Nebennierenhormon (Percorten) oder Nebennierenrindenextrakt (Pancortex) erfolgen. Bei hypotonen Regulationsstörungen älterer Menschen werden Testosteron- oder Östrogenpräparate empfohlen. Zur allgemeinen Beeinflussung der Leistungsfähigkeit erweisen sich Katovit, Reaktivan, Aktivanad als günstig.

Das Orthostasesyndrom läßt sich mit Dihydergot zielgerichtet behandeln; die Gefäßperipherie wird tonisiert, überschießende sympatikotone Regulationen, die besonders zu starkem hyperdiastolischen Blutdruckverhalten und übermäßiger Pulsfrequenzzunahme führen, werden günstig beeinflußt. Im allgemeinen sollte sich die medikamentöse Behandlung auf bestehende oder passagere Blutdruckerniedrigungen bei gleichzeitigen Beschwerden beschränken.

Tabelle 13. Möglichkeiten der medikamentösen Behandlung bei hypotoner Kreislaufregulation

Medikament	Zusammensetzung	Dosierung für Erwachsene pro die
Akrinor (Homburg)	1 Tabl.: 100 mg L-7-(2-[1-Methyl-2-hydroxy-2-phenyl-aethyl-amino]-aethyl)-theophyllin-HCl (Subst. I) 5 mg 7-(2-[2-Hydroxy-2-(3,4-dihydroxy-phenyl)-aethylamino]-aethyl)-theophyllin-HCl (Subst. II)	1–2x tägl. 1–2 Tabl. nach 5–10 Tagen Reduzierung d. Tagesdosis (gleichmäßig protrahierte Wirkung)
Aktivanad (Nordmark)	100 ml: 1,75 g Leberextrakt, 0,75 g Hefeextrakt, 1 g Hagebuttenextrakt, 0,375 g Koffein, 0,015 g Haematoporphyrin »Nencki«	3x tägl. 1 Eßlöffel
Captagon (Homburg)	1 Tabl.: 7-(2'-[1"-Methyl-2"-phenyl-aethylamino]-aethyl)-theophyllin-HCl (vgl. Substanz I Akrinor)	früh und mittags 1/2 bis 2 Tabl. unzerkaut; nicht nach 16 Uhr (!) (relativ kurzzeitige Wirkung)
Effortil Effortil-Depot (Boehringer, Ingelheim)	1 Tabl.: 5 mg 1-(3-Oxyphenyl)-1-oxy-2-aethylamino-aethan-HCl	3x 1/2–1 Tbl. 3x 5–10 Tr. tägl. bzw. früh u. evtl. nachmittags 1 Depotdragee (gleichmäßige Wirkung 6–8 Std.)
Hypotonin forte (Steigerwald)	1 Kapsel Nicotinsäurediaethylamid 30 mg, Ephedrin HCl 10 mg, Spartein sulf. 10 mg	früh u. mittags 1 Kapsel unzerkaut, nicht nach 16 Uhr (!)
Gilutensin (Giulini)	1 Drag.: 2-Aethyl-3,3-diphenyl-propen-(2)-yl-amin-HCl (a) 11 mg 25 Tr.: 2-Aethyl-3,3-diphenyl-2-yl-amin-nicotinat 5,75 mg Perle (a) 3,6 mg, (b) 1,9 mg	3x 1 Drag. täglich bzw. 3x 25 Tr. tägl. mit Flüssigkeit verdünnt; bis 3x 2 Perlen tägl.

Medikament	Zusammensetzung	Dosierung für Erwachsene pro die
Novadral	1 Drag.: 3 mg dl-m-Hydroxyphenyl (1)-aethanol (1)-amin (2)-HCl	3–4x 1 Drag. oder 10 Tr.
Novadral retard (Diwag)	1 Retard-Drag.: 15 mg Subst. des Novadral-Drag.	1 Ret.-Drag. früh, evtl. um 14 Uhr nochmals (gleichmäß. 6–8-Std.-Effekt)
Peripherin (Homburg)	Zus.: Theophyllin-Ephedrin (a) Cordalin (b) 1 Tabl.: 7 mg (a) und 14 mg (b) 1 ml Tr.: 42,5 mg (a) und 84 mg (b)	3x tägl. 1 Tbl. bzw. 3x tägl. 3–5 Tr. am besten beginnend mit 3x 3 Tr. tägl. um 3x 1 Tr. steigern
RR-plus (Adenylchemie)	1 Drag.: Spartein sulf. 0,1 mg, Extr. Herb. Convall. 5 mg, Ephedrin HCl 8 mg. Extr. fruct. Crataegi oxyacanth. 10 mg, Koffein 25 mg, Extr. Hippocast. e sem. 15 mg	früh und mittags je 1 Drag., bis 3–4 Drag. tägl. individuell dosieren

Die Ernährung soll eiweiß- und vitaminreich sein. Auffallend ist oft ein ausgesprochenes Fleischbedürfnis, dem entsprochen werden muß. Kleinere und häufigere Mahlzeiten sind beim Hypotoniker zu empfehlen, da man bei ihm oft eine Neigung zu Hypoglykämie findet. Traubenzuckergaben in Form von Dextroenergen sind zweckmäßig.

2. Die hypertone Kreislaufregulationsstörung

Im Vordergrund aller ärztlichen Bemühungen muß die Regelung der Lebensführung, die Ordnung im beruflichen wie persönlichen Bereich stehen. Der Patient muß eindringlich auf die Problematik seines Krankheitsbildes, die möglichen und bestehenden Gefahren hingewiesen werden. Es muß erreicht werden, daß sich der Hypertoniker seiner Situation bewußt wird, daß er selbst versucht, die notwendigen Konsequenzen für sich und seine Gesundheit zu ziehen. Mehr als bei jeder anderen Form von Regulationsstörungen kommt es hier auf die Einsicht und aktive Mitarbeit des Patienten an. Hierher gehört die Erziehung zur Ruhe und Muße, die Einhaltung einer genügend langen Mittagspause und Nachtruhe, die Bereitstellung von genügend Zeit zu Entspannung und Erholung. Hierher gehört weiter eine

freundschaftliche Beratung über die Notwendigkeit, Ärger und Aufregungen zu meiden, Hasten und Hetzen abzustellen, auch dann, wenn diese dem Naturell des Patienten entgegenkommen. Angst und Unsicherheit sollen überwunden, Selbstvertrauen und Sicherheit wiedergewonnen werden.
Mehr also soll der *Hypertoniker* als der *Hypertonus* behandelt werden! Aus diesem Grund soll z. B. der Patient nicht selber seine Blutdruckwerte bestimmen, weil eine derartige Maßnahme die vorhandene psychische Belastung verstärken kann.
Aktive Behandlung spielt daher auch in der Therapie der hypertonen Kreislaufregulationsstörung eine ausschlaggebende Rolle. Alle Maßnahmen der Wasseranwendung können herangezogen werden; besonders wirksam sind Wechselduschen und Wechselbäder, in der Temperatur ansteigende Arm- und Fußbäder sowie das Saunabad. Gerade bei letzterem kommt es in der »Nachphase« zu länger dauernden Blutdrucksenkungen. Nach finnischen Autoren sollen erhöhte Blutdruckwerte schon im Sauna-Heißluftbad abfallen.
Ebenfalls wirken Bürstenmassage wie auch Atemgymnastik günstig. Weitere wirksame physikalische Maßnahmen sind Bindegewebsmassage, CO_2- und Moorbäder. Jedes Klima, sowohl das Hochgebirgs- wie Meeresklima, wird in der Regel gut vertragen, lediglich vor zu intensiver Sonnenbestrahlung ist zu warnen. Eine Domäne für die Bewegungstherapie ist die Behandlung der hypertonen Regulationsstörung. Spazierengehen in oft gesteigertem Schrittempo, Wanderungen in hügeliger und waldreicher Landschaft, aber auch längeres Schwimmen bewirken einen regularisierenden Einfluß auf die Blutdrucklage und vor allem auf das Allgemeinbefinden. Golf, Angeln, Fischen wären für den Hypertoniker ideale Sportarten, auch wenn sie seinem Temperament entgegenstehen; viel zu wenig wird von dieser Art Bewegungstherapie Gebrauch gemacht.
Nicht zu vernachlässigen sind diätetische Maßnahmen. Bei Übergewichtigkeit ist eine Reduktion des Körpergewichts auf die untere Normgrenze anzustreben, die Flüssigkeitszufuhr ist drastisch einzuschränken. Bewußt muß eine Verminderung des Natriumbestandes des Organismus angestrebt werden. Die Kost sollte nicht mehr als 3–4 g Kochsalz am Tag enthalten. Besondere Vorsicht ist bei natriumhaltigen Zutaten geboten, die z. B. in Backpulver, Cornflakes, Schokolade, Knäckebrot und Zwieback, Bouillon, Suppenwürfeln usw. enthalten sind. Die Kost muß kalorien- und schlackenarm sein. Vor allem sollen Speisen mit blähender Wirkung, wie Kohl, Kraut, Kohlrabi, Rüben, vermieden werden. Günstig ist die Einschaltung von Reis- und Obsttagen, der Gebrauch von Ölen mit hohem Gehalt an ungesättigten Fettsäuren, wie Mais-, Sonnenblumen-, Weizenkeim- und Leinöl.

Schließlich kann es bei länger dauernder Regulationsstörung notwendig sein, die besprochenen Behandlungsmaßnahmen medikamentös zu ergänzen. In leichteren Fällen gelingt dies durch Verabfolgung von Sedativa (Barbitursäure-Derivate, Tranquilizer), in anderen Fällen aber durch blutdrucksenkende Mittel, die man in pharmakologische Gruppen gliedern kann und aus Stoffen mit ähnlichem Wirkungscharakter bestehen.

In erster Linie handelt es sich hierbei um Saluretica, d. h. Medikamente zur Bekämpfung der Salz-Wasserretention, um Stoffe mit vorwiegend zentral dämpfender Wirkung sowie um peripher sympatholytisch wirkenden Substanzen. Eine Auswahl von diesen Medikamenten ist in Tab. 14 zusammengefaßt. Als besonders günstig erweisen sich Kombinationspräparate der Rauwolfia-Alkaloide mit Saluretica, wenn auch keines der Mittel kausal wirkt. Es gelingt jedoch, eine deutliche Beeinflussung erhöhter Blutdruckwerte zu bewirken, wobei allerdings die Behandlung längere Zeit hindurch erfolgen muß. Protoveratrin und Ganglienblocker sollten bei der hypertonen Kreislaufregulationsstörung nicht gegeben werden; ihre Verabfolgung kann bei schwerer fixierter Hypertonie erforderlich sein.

3. Die koronare Durchblutungsstörung

Alle Maßnahmen, die für die Behandlung hypertoner Regulationsstörungen angegeben wurden, gelten in gleichem Maß bei der *koronaren Durchblutungsstörung*. Ziel der Behandlung ist die Verhütung des Herzinfarktes und des Angina pectoris-Anfalls. An erster Stelle steht die psychische Hygiene, die Regelung der Lebensgewohnheiten, die Regelung des Tag-Nacht-Rhythmus, die Sanierung unnötiger psychischer Spannungsfaktoren. Regelmäßige körperliche Bewegung ist eine weitere unabdingbare Forderung des Arztes an seinen Patienten. Der tägliche Spaziergang soll bei jedem Wetter und unter allen Umständen durchgeführt werden. Zunächst ist das Schrittempo langsam zu wählen, später zügiger und die Spaziergänge zeitlich ausgedehnter. Tägliche körperliche Übungen in Form von Morgengymnastik und Atemgymnastik erweisen sich als kräftigend und leistungssteigernd. Von besonderer Wirkung ist die Bali-Gymnastik, die schon in wenigen Minuten echte Reize für das Herz- und Gefäßsystem setzt.

Kohlrausch hat mit Recht hervorgehoben, daß sich die Bewegungstherapie als kausale Therapie in die internistische Therapie einfügt. Sie bekämpft den spastischen Anteil sowohl bei den Angiospasmen als auch bei den koronarsklerotischen Formen, beteiligt sich an der Behandlung der Reflexzonen und sorgt durch stoffwechselumstimmende Wirkung für die Wiedergewinnung der verlorengegangenen körperlichen Leistung. Die Erziehung zu ständiger Bewegung ist für den Dauererfolg notwendig. Nach gewisser Zeit

Tabelle 14. Möglichkeiten der pharmakologischen Behandlung hypertoner Kreislaufregulationsstörungen

Medikament bzw. Stoffklasse	Firmenname bzw. wirksames Prinzip	Dosierungshinweise f. Erwachsene täglich
I Rauwolfia-Alkaloide (Reserpin)	Serpasil (Ciba) Tabl. zu 250 mg Sedaraupin (Boehringer, Mannheim) Tabl. zu 0,2 und 1,0 mg	durchschnittl. 3x 0,2 mg bis max. 1,4 mg/die
II Thiazid- und Phtalazinderivate (mit und ohne Kaliumzusatz)	Dehydro-sanol (Sanol.-A.M.) Benzothiadiazin-Derivat Exosalt (Bayer) Benzo-thiodiazin-Derivat Hygroton (Ciba) Isoindolin-Derivat Navidrex (Ciba) Cyclopenthiazid-Derivat Nepresol (Ciba) Phtalazin-Derivat Brinaldix (Sandoz) N (cis-2'6'-Dimethylpiperidyl-(1))-sulfamyl-4-chlorbenzoesäuresulfonat Saltucin (Boehringer, Mannh.) Thiabutazid-Derivat Esidrix (Ciba) Thiazid-HCl-Derivat	
III a) Lasix	(4-Chlor-N-(2-furylmethyl)-5-sulfamoyl-anthranilsäure (Hoechst)	
b) Jatropur	2,4,7,-Triamino-6-phenylpteridin (Röhm & Haas)	
IV Sog. Kombinationspräparate mit Substanzen aus Gruppe I und II	Adelphan (Ciba) aus I 0,1 mg Serpasil aus II 10,0 mg Nepresol	2–3x tägl. 1 Tabl. Indiv. steigern bis auf 3x 2–3 Tabl.
	Adelphan-Esidrix (Ciba) wie oben sowie aus II Esidrix 10 mg	3x tägl. 1 Tabl. Später reduzieren

Medikament bzw. Stoffklasse	Firmenname bzw. wirksames Prinzip	Dosierungshinweise f. Erwachsene täglich
	Modenol (Boehr., Mannh.) aus I Reserpin 0,07 mg aus II Raubasin 0,7 mg sowie Thiabutazid 3,3 mg Rescinnamin 0,0,7 mg Kaliumchlorid 300 mg	2–3x tägl. 1 Drag. Erhaltungsdosis 1–2 Drag. tägl.
	Hygroton-Reserpin (Ciba) aus I Reserpin 0,25 mg aus II Hygroton 50 mg	3x ½–1 Tabl. wöchentl. bzw. nach Verordnung
	Ipharon (Casella Riedel) aus I Ges.-Alkaloide der Rauwolf. serpent. 1 mg aus II Dihydrazinophthalalazin-Derivat	1–2x tägl. 1 Drag. Individuell dosieren
V Methyl-Dopa-derivate	Presinol (Bayer) Sembrina (Boehringer, Mannh.)	
VI Ismelin	(2-(Octahydro-I-azocinyl)-aethyl)-guanidinsulfat (Ciba)	

Die Medikamente der Gruppen I, II, III a und b sowie V können auch miteinander kombiniert werden, soweit man es nicht vorzieht, ein Kombinationspräparat der Gruppe IV zu verwenden; ersteres dürfte sich mehr für klinische, die zweite Möglichkeit mehr für die ambulante Therapie empfehlen. Gruppe VI sollte schweren, therapieresistenten und älteren Patienten mit Hypertonie vorbehalten bleiben.

lassen sich dann weitere Umstellungen nachweisen, die auch zu strukturellen Umbauvorgängen am Herzen führen und sich elektrokardiographisch in Änderungen der R- und T-Vektoren äußern.

Von den besprochenen physikalischen Maßnahmen bewähren sich ansteigende Armbäder, wobei ein langsamer Temperaturanstieg von indifferenter Temperatur bis zu Temperaturen um 40 Grad anzustreben ist. In gleicher Weise wirken ansteigende Fußbäder, aber auch Wechselbäder günstig. Sie rufen vor allem einen sedativen Effekt hervor und sind daher gerade vor dem Schlafengehen zu empfehlen. Ihre Dauer sollte nicht mehr als 10 Minuten betragen. Günstig wirkt eine Reduzierung der täglichen Kochsalzzufuhr,

zumal eine hypertone Blutdrucklage häufig für die koronare Durchblutungsstörung verantwortlich ist. Der tägliche Fettverbrauch, aber auch die Kohlehydratezufuhr soll in mäßigen Grenzen gehalten werden. Stärke- und zuckerhaltige Produkte führen zu Fettansatz und Gewichtszunahme!
Unbedingt ist auf Rauchverbot zu achten! Auch eine Flüssigkeitsbeschränkung erweist sich als zweckmäßig und förderlich. Kleinere und häufigere Mahlzeiten sind anzuraten, weil dann jede Herzbelastung durch Zwerchfellhochstand, Roemheld'schen Symptomenkomplex oder durch starke Gasansammlung im Abdomen vermieden wird.
Die medikamentöse Therapie kann in leichteren Fällen mit Sedativa oder Neuroleptika erfolgen, in schwereren Fällen wird man zu Koronardilatatoren greifen müssen. Ihr Hauptanwendungsgebiet ist die unelastische Koronarsklerose mit wenigstens teilweise erhaltener Wandfunktion. Die Anwendung der einzelnen Substanzen bezieht sich stets auf eine lang dauernde kurmäßige Verabfolgung. Möglichst ohne Senkung des Aortendruckes sollen sie — durch Erniedrigung des koronaren Widerstands — über längere Zeit die Koronardurchströmung steigern, die Blutarbeit im Myokard günstig beeinflussen und die Ausbildung von Kollateralen anregen.
Mit Persantin in relativ hoher Dosierung (3 x 2 Dragees) wurde bei gleichzeitiger Bewegungstherapie in lang dauernder Behandlung eine günstige Beeinflussung der koronaren Durchblutungsstörung festgestellt, die sich auch in einer Besserung im Belastungs- bzw. Sauerstoffmangel-EKG objektivieren ließ.
In gleicher Weise werden Segontin, Isoptin, Pentrium, Amplivix und Intensain empfohlen. Neben einer Vergrößerung der Koronardurchflußmenge sollen diese Medikamente eine Erhöhung des Sauerstoffgehalts und der Sauerstoffsättigung des venösen Koronarblutes bewirken. Myokardon und Myokardetten bewirken ebenfalls eine Ökonomisierung der Herzarbeit und des Sauerstoffverbrauches des Herzmuskels und erstreben eine zentrale wie periphere Dämpfung der erethischen Kreislaufsituation.
Für die Therapie des akuten Angina pectoris-Anfalls sind Nitropräparate die Mittel der Wahl.

4. Das nervöse Atmungssyndrom

Die Therapie des *nervösen Atmungssyndroms* muß die verschiedenen Komponenten, die bei der Behandlung der Regulationsstörungen besprochen worden sind, berücksichtigen. Im Vordergrund steht auch hier die psychische Führung und Hilfe, die darauf abzielt, daß der Patient selbst seine Beschwerden zu überwinden lernt. Eine medikamentöse Behandlung mit leichten Sedativa, evtl. auch mit Tranquilizern, wie Librium, Cyrpon, Insidon,

Miltaun, erweist sich als notwendig. Bei starken vegetativen Entgleisungen, die bis zur Hyperventilation sich ausweiten können, sind sofortige Erfolge mit Psyquilinjektionen beschrieben. Ob beim Hyperventilationssyndrom Kalziumpräparate gegeben werden sollen, wird unterschiedlich entschieden. Einige Autoren beschreiben eine prompte Wirkung, während andere den Behandlungseffekt skeptisch bewerten. Auch die laufende Verabfolgung von AT 10 wird als unsicher beurteilt.

Von *ausschlaggebender Bedeutung* ist eine Atemübungsbehandlung, die anfangs, evtl. mit Hilfe einer Gymnastin, später vom Patienten selbst durchgeführt werden kann. Insbesondere ist auf langsame Ein- und Ausatmung zu achten. Von Vorteil erweist sich die Widerstandsatmung im Sinne von HOCHREIN. Die Atemgymnastik soll zweckmäßigerweise mit anderen Körperübungen verbunden werden, da beim nervösen Atmungssyndrom auch andere Funktionskreise mitbetroffen sein können. Wichtig ist Schwimmen, da hierdurch die Atmung sinnvoll gesteuert wird. Auch der tägliche Spaziergang kann mit Atemübungen verbunden werden, entsprechende Empfehlungen finden sich auf S. 118.

Literatur

Hochrein, M.: Gesunderhaltung und Wiedergesundung. München 1962
Hochrein, M. u. Schleicher, I.: Leistungssteigerung. Stuttgart 1953
Hochrein, M. und Schleicher, I.: Herz-Kreislauferkrankungen. Darmstadt 1959
Jokl, E.: The Clinical Physiology of Physical Fitness and Rehabilitation. Springfield, Illinois/USA 1958
Jokl, E. u. Suzmann, F.: Nontraumatic Collapse. Am. Heart I. 23, 761, 1942
Jokl, E.: Physical fitness and susceptibility to Infections. I. Ass'n. Phys. and Ment. Reha. 13,5, 141, 1959
Kohlrausch, W.: Lehrbuch der Krankengymnastik. Stuttgart 1954
Kohlrausch, W.: Gymnastik für Manager. Stuttgart 1961
Kötschau, K.: Gesundheitsprobleme unserer Zeit. München 1955
Kötschau, K.: Vorsorge oder Fürsorge. Stuttgart 1954
Kraus, H.: Therapeutic Exercise. Springfield, Illinois/USA 1963
Kraus, H. u. Raab, W.: Krankheiten durch Bewegungsmangel. München 1964
Uhlenbruck, P.: Praxis der Herz- und Kreislauferkrankungen. München 1963
Vogler, P.: Physiotherapie. Leipzig 1964

X. KREISLAUFREGULATIONSSTÖRUNGEN UND SPORT

Bei der Darstellung des Aktionsprogrammes für den Patienten mit Regulationsstörung wurden einige Elemente sportlicher Betätigung, wie Schwimmen, Wandern, Gymnastik, genannt und immer wieder darauf hingewiesen, daß diese Sportarten unter dem Gesichtspunkt der Ertüchtigung und der natürlichen Bewegung gesehen werden sollten.

Wir müssen uns die Frage stellen, wie weit wir durch andere Formen der Leibesübung einen therapeutischen Erfolg erzielen können, ob der Sport zur Gesundheitsförderung überhaupt geeignet ist und der Arzt von ihm als therapeutisches Mittel Gebrauch machen kann.

Sehen wir uns das umfangreiche sportmedizinische Schrifttum einmal im Hinblick auf diese Fragestellung durch, so scheint es, als sei die angeschnittene Frage mit einem klaren »Ja« zu beantworten.

Wir finden Tabellen und Hinweise, die darüber Auskunft geben, welche Sportart beispielsweise bei bestimmten Krankheiten des Herzens und bei einzelnen Formen von Störungen der Kreislaufregulation angewandt werden können. Darüber hinaus wird uns am Beispiel des Athleten und des Spitzensportlers eindringlich gezeigt, wie es durch Leistungs-, insbesondere Dauersport, zu einer Umstellung der gesamten vegetativen Steuerung und zu einem Wandel der Funktion und Organstruktur kommt. Der Einfluß des Leistungssportes auf die Herzschlagzahl, den Blutdruck, das Schlag- und Minutenvolumen des Herzens, die Herzgröße ist eindeutig, zahlreiche Anpassungsvorgänge werden beim sog. Sportherz wirksam, um der gesteigerten Anforderung beim sportlichen Wettkampf gerecht werden zu können. Aus dem Nachweis dieser wirklich erstaunlichen Herz- und Kreislaufveränderungen, der ganz ergotrop ausgerichteten vegetativen Steuerung einzelner Regulationsmechanismen, insbesondere von Kreislauf und Atmung, wird die Folgerung abgeleitet, daß auch durch weniger intensiv betriebenen Sport die Regulationsweise des Kreislaufes in eine derartige Richtung gelenkt werden kann, daß sich gewisse Umstellungen und Anpassungsvorgänge auch bei geringer sportlicher Betätigung nachweisen lassen.

Immer wieder wird mit Sorge festgestellt, daß viel zu wenig Sport getrieben wird, daß diejenigen, die es angeht, sportlicher Betätigung fernstehen. Wie aber ist es möglich, gerade jenen Menschen klarzumachen, daß sie sich mit dem Problem der körperlichen Übung auseinandersetzen müssen? Gewiß gibt es einige kleine Gruppen, die dem Retraining zugeneigt sind, Versehrte, an Unfallfolgen Leidende, wie die vielen Versehrtensportgruppen beweisen. Sie sind den Leibesübungen zugetan und führen sie auch regelmäßig aus. Die große Masse aber, die auf Grund funktioneller Störungen oder tatsächlicher

Organleiden krank ist oder sich krank fühlt, steht den Leibesübungen ablehnend oder fremd gegenüber. Diese Menschen fühlen sich krank, weil sie sich viele Jahre jedem körperlichen Training entzogen haben. Sie glauben nicht mehr an die Möglichkeit der Übung, vielleicht weil ihnen unter Umständen vom Arzt Vorsicht, Ruhe und Zurückhaltung empfohlen worden ist. Für den Jugendlichen, für den sportlich Geübten ist das *Wettbewerbsprinzip* richtig. Der Ungeübte fühlt sich jedoch durch dieses Prinzip an die Seite gedrängt, zum alten Eisen geworfen. Gerade der Ungeübte, der körperlich Schwache meidet den Wettkampf, weil er sich unterlegen, nicht leistungsfähig fühlt. Er wird daher entmutigt und mit gewisser Skepsis dem heutigen Sportbetrieb gegenüberstehen. Der völlig untrainierte und bewegungsarme Mensch will aber in anderer Weise angesprochen werden. Ihm muß zunächst einmal wieder Vertrauen zu sich, seinen Organen, seiner eigenen Leistungsfähigkeit gegeben werden. *Es gilt, die große Gruppe der dem Sport Verschlossenen in einer angepaßten Form den Leibesübungen nahezubringen.* Dazu allerdings ist es notwendig, spezielle Formen körperlicher Übungen und Organisationen zu entwickeln, die rein äußerlich als eine Antithese zum Leistungssport wirken können, vielleicht sogar als eine solche wirken sollen. Welche wesentlichen Momente sind für diese Formen des Sportes zu berücksichtigen?

1. Standardisierung jeglicher Übungen, bezogen auf die Leistungsfähigkeit des tatsächlich Schwächsten in einem Kollektiv, bzw. eines angenommen Schwachen.
2. Entwicklung der individuellen Leistungsfähigkeit unter *Verzicht* auf jeglichen *Wettbewerb,* einschließlich der Ballspiele mit dem Charakter eines Kampfspieles.
3. Keine Benutzung von Sportplätzen, sondern Übungen in natürlicher Umgebung.
4. Für bestimmte Kollektive die dauernde oder anfängliche Übungsleitung durch einen *Arzt* zur Überwindung bestehender Hemmungen und Ängste.
5. Ausdehnung des Übungsprogrammes von körperlichen Übungen auf einfache therapeutische Maßnahmen, die Abreibungen mit Wasser und Hautbürstungen einschließen.

Es geht also darum, einen neuen Weg zum Sport zu finden, ihn für weitere Kreise gangbar zu machen. Sport für Zivilisationsgeschädigte darf sicherlich nicht als Verkleinerungsform des Leistungssports angesehen werden. Gerade damit versperrt man Zugänge, anstatt sie zu schaffen. Schließlich muß auch die Medizin, und speziell die innere Medizin, das Problem der Leibeserziehung des funktionellen Kranken bzw. Organgeschädigten zu ihrem eigenen und legitimen Anliegen machen.

Dabei sind es besonders drei Dinge, die es bei jeder Form von sportlicher Betätigung zu vermeiden gilt:

1. Ein offensichtliches Übergewicht technischer Mittel.
2. Eine zu mechanische Abwicklung der einzelnen Übungen bzw. Übungsfolgen.
3. Eine zu große und direkte Willensbeanspruchung des Patienten.

Wenn der Arzt sich persönlich mehr und intensiver der Leibeserziehung annehmen würde, wenn er versuchen würde, die notwendigen Impulse zu eigener mitverantwortlicher Tätigkeit, zur Gesundheitsaktivität auf seinen Patienten zu übertragen, würde dieser sicherlich leichter Zugang zur Leibesübung und zu sportlicher Betätigung finden.

Man sollte z. B. überlegen, am Rande der Städte Übungszentren mit Liegemöglichkeiten, Übungsgelände und einfachen hydrotherapeutischen Anlagen zu schaffen, die der Patient auf Anweisung des Arztes benutzen kann. Der Patient könnte hier z. B. eine entsprechende Anleitung durch ausgebildete Physiotherapeuten finden. Die Einrichtung mit ihrem Personal müßte genauso finanziert werden wie eine Einrichtung für Massagen, Bäder oder physikalische Therapie.

Es wäre weiterhin ohne weiteres denkbar, daß man in ähnlicher Form, wie man Versehrtensportgruppen gebildet hat, auch Zentren für die Rekonditionierung von Herz-, Kreislauf- und Regulationsgeschädigten entwickelt. Das würde eine Anerkennung der Gruppengymnastik für internistisch Geschädigte durch die Gesetze der Unfallversicherung oder der Krankenversicherung voraussetzen. Es würde dann möglich sein, einen Patienten zu einer Gruppengymnastik zu überweisen, wie man ihn zu einer Massage- oder Kurzwellenbehandlung schickt.

Erschwerend für diese Entwicklung ist, daß die Methode der Gruppengymnastik, der ambulanten Übungsbehandlung und Gesundheitserziehung für Herz- und Kreislaufgeschädigte eine ganz andere ist als die entsprechende Gruppenbehandlung für Körperverletzte. Wir haben kaum Menschen, die heute für diese Behandlungsmethode ausgebildet sind. Während bei den Körperversehrten im Rahmen der ambulanten Gruppenbehandlung die Ehrgeizweckung, der Antrieb, das offensichtliche Training vordergründige Aufgaben sind, sind bei den internistisch Geschädigten im Rahmen der Rekonditionierung fast gegensätzliche Aufgaben zu erfüllen. Die Patienten müssen zwar üben, aber nicht nur schonend, sondern bewußt dämpfend. Sie dürfen nicht angetrieben, sondern müssen angepaßt werden. Es genügt nicht, eine körperliche Leistung zu fordern, sondern es muß eine psychophysische Leistung hervorgerufen werden. Der Patient muß nicht nur trainiert, sondern heilpädagogisch behandelt werden.

XI. DIE KURBEHANDLUNG DER REGULATIONSSTÖRUNG

1. Allgemeines

Wird durch ambulante Behandlung keine anhaltende Besserung erreicht oder ist die Regulationsstörung so schwer, daß in ambulanter Behandlung ein Erfolg fraglich erscheint, ist an eine klinische Behandlung, eine Kur oder ein Heilverfahren zu denken. Wir werden uns bei der Darstellung der Therapie nur mit den Möglichkeiten des Frühheilverfahrens befassen.

Als Frühheilverfahren im Sinne einer internistischen Rehabilitation und als Maßnahme der vorbeugenden Gesundheitspflege sind heute Kuren von Sozialversicherungsträgern, Firmen und karitativen Verbänden möglich. Sie unterscheiden sich von den althergebrachten Kuren durch ein konsequent durchgeführtes aktives Therapieprogramm. In einer derartigen Kur besteht die Möglichkeit zur physio- und psychotherapeutischen Gruppenbehandlung, zur Klimatherapie und zur praktischen Gesundheitserziehung. Die verschiedenen Elemente der Behandlung, wie sie bereits besprochen wurden, können hier planmäßig zur Anwendung gelangen.

Wir werden im folgenden Behandlungsverfahren besprechen, wie sie in der Kuranstalt Ohlstadt/Obb. mit großem Erfolg an über 15000 Patienten entwickelt worden sind. Die Einrichtung dieser Anstalt erfolgte 1954 vom Institut für medizinische Arbeitsforschung München im Einverständnis mit dem Bayerischen Arbeitsministerium.

Es wird hier auf eine stationäre Unterbringung der Patienten verzichtet, die freie, urlaubsmäßige Unterbringung gewählt und nach entsprechenden Voruntersuchungen eine Terrainkur mit Heilgymnastik und Hydrotherapie durchgeführt, wobei die Patienten ein geschlossenes Tagesprogramm zu absolvieren haben und alle therapeutischen Maßnahmen und Übungen unter Teilnahme und nach dem Beispiel des Arztes durchgeführt werden. Dieses Modellunternehmen wurde am 1. 9. 1955 von der LVA Unterfranken unter Beibehaltung der bisherigen Zielsetzung und Leitung übernommen, wodurch die erste Anstalt für sog. Frühheilverfahren eines Sozialversicherungsträgers in der Bundesrepublik Deutschland entstanden war. Die freie Unterbringung wurde beibehalten, anstelle der Modell-Ambulanz entstand ein großzügiges Kurmittelhaus mit Untersuchungsräumen, Aufenthaltsräumen, Küche und Speisesaal. Schließlich wurden Labors, Sauna, Gymnastikhalle, Liegehalle, Räume für die Verwaltung und Personalunterkünfte für die Betreuung von 130 Patienten gebaut. In den letzten Jahren ist eine Reihe weiterer Anstalten entstanden, die nach dem gleichen Prinzip arbeiten.

Durch das Neuregelungsgesetz vom 23. 2. 1957, § 1236 (RVO) besteht heute eine breite Basis für derartige Behandlungsverfahren, sei es als Maßnahme der Vorsorge oder der Rehabilitation. Die Durchführung derartiger Kuren ist als »Kannleistung« gesetzlich ermöglicht worden.

Die rasche Entwicklung der Kuranstalt in Ohlstadt und der entsprechenden Einrichtungen zeigt, daß hier eine Notwendigkeit vorliegt. Die ungewöhnliche Bereitschaft und Aufgeschlossenheit der Patienten legt hierfür ein gutes Zeugnis ab. Für die sozialmedizinische Forschung und Unterrichtung sind die Frühheilverfahren von besonderer Bedeutung, da sich in ihnen die Möglichkeiten und Grenzen der ambulanten Behandlung ebenso ausweisen wie das Problem der funktionellen Schäden. Da bei der Mehrzahl der Kurteilnehmer der berufliche und existentielle Leistungswille überstark entwickelt ist, während der Wille zur Gesundheit verkümmert erscheint, ergeben sich eine Reihe zusätzlicher Probleme und Aufgaben, die vor allem das wissenschaftliche Verständnis für die Notwendigkeit einer Leistungsmedizin und Leistungstherapie begründen und vertiefen.

2. Die Übungsbehandlung

Die Übungsbehandlung muß nach einem festen Übungsprogramm, das den Jahreszeiten und örtlichen Gegebenheiten angepaßt ist, durchgeführt werden. Nach der Untersuchung und Aklimatisation, der allgemeinen Unterrichtung über Sinn und Zweck der Behandlung, der Versorgung mit der notwendigen Ausrüstung und speziellen Übungsgeräten, wie Stock und Bürste, wird der Patient zu zeitlich begrenzten Übungen angehalten.
Beispiel für eine Übungsbehandlung sei der Kurplan der Kuranstalt Ohlstadt, der natürlich entsprechend den örtlichen Gegebenheiten und den jeweiligen Bedürfnissen variiert werden kann.

Kurplan

7.30 bis 8.00 Uhr	Anweg von der Unterkunft zur Morgenübung.
8.00 bis 8.30 Uhr	*Morgenübung* Lockerungsbewegungen, Atemgymnastik, Strecken und Räkeln, Schwinggymnastik z. T. mit Stock, Tau- oder Schneetreten.
8.30 bis 9.15 Uhr	Gemeinsamer Weg zum Frühstück, gemeinsames Frühstück.
9.15 bis 10.45 Uhr	*Freiluftliegekur* bzw. Ambulanz, Einzelverordnungen, Massagen etc.
10.45 bis 11.00 Uhr	Anweg zur zweiten Morgenübung.
11.00 bis 12.00 Uhr	*Vormittagsübung* Bodengymnastik, Bali-Übungen, Ballübungen, Hautbürstung, Wasser- oder Schneeabreibungen, Güsse, Massage, Fußübungen, Sauna.
12.00 bis 13.00 Uhr	Gemeinsamer Weg zum Mittagessen, Mittagessen.
13.00 bis 14.30 Uhr	*Freiluftliegekur*
14.45 Uhr	Kaffeemahlzeit
15.00 bis 17.00 Uhr	*Terrainkur*
17.15 bis 18.00 Uhr	Evtl. Vortrag, autogenes Training, Film etc.
18.15 Uhr	Abendessen.

Der Mittwoch- und Samstagnachmittag sowie der Sonntag sind kurfrei. Alle übrigen Tage sind mit den verschiedensten Verordnungen ausgefüllt, so daß der Patient genügend in Anspruch genommen ist.

3. Übungsgymnastik

Die Gymnastik muß so einfach sein, daß sie ohne Schwierigkeiten von jedem Patienten durchgeführt und an jedem Ort wiederholt werden kann. Jeder Perfektionismus und jeder größere Schwierigkeitsgrad ist zu vermeiden. Die Übungen sollen eine eigene Leistung darstellen und auch die geistige Mitarbeit des Übenden in Anspruch nehmen. Sie sollen auf keinen Fall nur die mechanische Wiederholung eines Bewegungsvorganges sein. Befehl, Rhythmuszwang und Wettbewerb müssen bei jedem Übungsablauf vermieden werden. Aufgabe des Übungsleiters ist es, den Ablauf der Bewegungen zu harmonisieren. Überschießende Reaktionen sind abzubremsen, das Übungstempo entsprechend zu verlangsamen. Die Gymnastik muß dem Patienten ein Maximum an eigener Bewegungsentwicklung lassen und die einzelnen Übungen müssen so ausgewählt sein, daß sie dem Schädigungsgrad des Kranken entsprechen. Bewegungsübungen sind erst dann durchzuführen, wenn ein gewisser Lockerungseffekt eingetreten ist. Das Ziel ist, dem Patienten im Rahmen eines dosierten Übungsprogrammes zuerst schwachen, dann sich allmählich steigernden Belastungen auszusetzen, und durch spezielle Übungen eine möglichst weitgehende Funktionstüchtigkeit herbeizuführen. Als Beispiel soll ein Übungsablauf der Morgenübung beschrieben werden:

Sie beginnt mit einem normalen Spaziergang zum Übungsplatz, der 15 bis 20 Minuten dauert.

Der Patient ist so warm wie möglich bekleidet. Er trägt auch im Sommer einen Trainingsanzug, bei Regen eine entsprechende Regenschutzbekleidung, ein der Witterung angepaßtes Schuhwerk, im Winter Handschuhe und eine entsprechend warme Kopfbedeckung.

Die erste Übung ist ein Räkeln und Strecken, genauso, wie man es nach dem Aufstehen macht. Der Arzt bzw. Übungsleiter stellt sich dabei zuweilen mit dem Rücken zu den Patienten. Es kommt darauf an, demonstrativ das gemeinsame Erleben zu betonen. Die Patienten sind zu diesen Übungen so aufgestellt, daß sie den Übungsleiter gut sehen können und nicht durch die in das Gesicht strahlende Sonne gestört werden. Sie stehen locker und bequem. Zum Abstützen ist ein einfacher Handstock nützlich.

Bei der zweiten Übung läßt man die Patienten entspannt stehen: Arme hängen lassen, Schultern entspannen; kein Hohlkreuz; Füße parallel stellen; in den Knien etwas weich federn. Diese Übung wird vom Übungsleiter kontrolliert. Man sieht mit einem Blick, wer nicht entspannt stehen kann. Es dauert Tage, bis diese einfachste Übung von allen Teilnehmern beherrscht wird.

Als dritte Übung folgt das Fallenlassen des Kopfes nach vorne. Anschließend läßt man den Kopf nach rechts, nach links und umgekehrt pendeln, so daß das Ohr an der Schulter scheuert.

Eine weitere Übung: Die Hand bis zur Augenhöhe heben, ganz locker halten und warten, bis der Arm schwer wird, dann, nach 5 bis 10 Sekunden, fallen lassen und, mit einer geringen Bewegung der Knie gekuppelt, die Hand wieder bis zur Augenhöhe emporheben; anhalten; warten und erneut nach Einstellung des Schweregefühls fallen lassen und dies 6- bis 8mal wiederholen. Mit Sicherheit schlagen die Hälfte der Patienten den Arm aktiv herunter. Hier beginnt Beobachtung, Übung, Einwirkung durch Hinweis. Der Arzt geht in der Gruppe der Patienten herum und korrigiert jeden.

Es folgen Bewegungsübungen eines Armes ohne Stock: Heben des Armes und der Schulter, Vorfallenlassen des Armes. Heben des Armes und der Schulter, Ausstrecken des Armes und Wegschlagen nach hinten, in Verbindung mit einer kleinen Bewegung in den Knien. Beide Übungen später in Verbindung mit entsprechender Atemübung mit dem anderen Arm wiederholen. Anschließend erst rechts, dann links Pendelübung mit einem Stock in der Hand. Pendeln des Armes nach vorne und hinten, so hoch wie möglich. Der Stock wird dabei in der Mitte gefaßt. Anschließend Hochstrecken des Armes und dreimaliges kurzes Zurückschlagen des Armes so weit wie möglich. Durchschlagen des Armes aus der Hochstreckung nach hinten so weit wie möglich, dreimal jeweils auf jeder Seite. Dann seitliches Hochnehmen des Armes bis über den Kopf. Rückführung bis zur Berührung der Schulter der anderen Seite.

Danach allgemeine Lockerung durch leichtes Hüpfen und Ausschlagen der Arme, gleichzeitige Ausatmung mit einer Lautbildung.

Danach Fußübungen im Gehen: Die Gruppe rückt zu einem Kreis zusammen. Gehen auf den Zehenspitzen; Gehen auf den Fußkanten; Gehen auf dem Absatz mit durchgedrückten Knien; X-beinig gehen; O-beinig gehen.

Oder: Im Stehen Rumpfkreisen abwechselnd nach beiden Seiten in Verbindung mit Atemübungen; danach Flankenatmung mit aufgelegten Händen, die Flanken gehen bei der Einatmung auseinander, bei der Ausatmung werden sie eingezogen und durch die Hände aktiv eingedrückt.

Weitere Übungen: Beckenlockerung durch Bewegen des Beckens nach vorne und hinten; Beckendrehübungen nach rechts und links, dreimal wiederholen.

Danach: Beinübungen bei Abstützen des Körpers mit dem Stock, Schwenken eines Beines von hinten nach vorne, kreisförmige Bewegung des Knies bei angezogenem Unterschenkel, Vorschlagen des Beines, wie bei einem Fußstoß, Zurückschlagen des Beines; Wiederholung der Übungen auf der anderen Körperseite. Große, frei durchgeführte Bewegungsübungen mit Stöcken, entsprechend Heumähen, Golfballschlagen, Glockenläuten usw.; Durchführung immer beidseitig. Nach diesen Übungen, die insgesamt nicht länger als 30 Minuten dauern, folgt Tau- oder Grastreten im Sommer, Schneetreten im Winter bzw. Barfußgehen über eine kürzere Zeit. Danach Bekleiden der Füße mit warmen Socken und Schuhen.

4. Weitere Möglichkeiten der Übungsbehandlung

Nach der Liegekur findet am Vormittag eine zweite Übungsfolge statt, die gewöhnlich die Zeit von 11–12 Uhr einnimmt. Der Ablauf dieser zweiten Übungsfolge unterscheidet sich von der Morgenübung sowohl bezüglich der Einzelübungen als auch des Übungsplatzes. Die Übungen finden immer im Freien statt.

Diese Übungsfolge soll den Patienten stärker in Anspruch nehmen, als die mehr auf Entspannung und Rhythmisierung abzielende Morgenübung. Dementsprechend wird nach einigen Gehübungen oder einem kleinen Spaziergang im Rahmen dieser Übungsfolge mit Gymnastik begonnen, zu der als Hilfsgeräte Steine oder schwere Bälle verwendet werden. Danach werden im Sinne des Circuittranings (JOKL) Übungen angeschlossen, die, wie Hantelübungen, Übungen mit Gewichten, Übungen an Leitern, am Balken echte Trainingsleistungen erfordern.

Im Anschluß daran wird eine Hautbürstung vorgenommen.

Nach der Hautbürstung folgt eine *hydrotherapeutische Anwendung* in Form von einfachen Abreibungen, Wassergüssen, Moorbädern im natürlichen Moor oder Schneeabreibungen.

Einmal in der Woche und bei schlechtem Wetter werden Übungen in einer Halle durchgeführt. Die Halle ist mit speziellen Geräten ausgerüstet, z. B. mit schwedischen Leitern, Tauen, Ringen und Übungsbänken. Die Bankgymnastik läßt in besonderer Weise ein Training der Muskulatur des Rükkens, der Bauchdecken und des Beckens zu. Hier lassen sich Übungen durchführen, bei denen die Extremitäten, der Kopf oder das Becken unter die Auflagefläche gesenkt werden können. Beinspreizen und -heben, Wiegeübungen auf Rücken und Bauch, Kraus-Weber-Tests, Atem- und Entspannungsübungen usw. sind möglich. Da viele Regulationsstörungen oft mit Veränderungen, Schwächen und Funktionsstörungen der Rückenmuskulatur und der Wirbelsäule verbunden sind, ist die Bankgymnastik besonders zu empfehlen (Abb. 22).

5. Freiluftliegekur

Der Wechsel zwischen Spannung und Entspannung ist ein wichtiger Gesichtspunkt bei der Durchführung des Übungsprogrammes.

Nach der Morgenübung und dem Frühstück sowie nach der Vormittagsübung und dem Mittagessen wird daher eine Liegekur verordnet. Die Form der Liegekur richtet sich zwangsläufig nach den gegebenen Möglichkeiten und der herrschenden Witterung. Sie wird im Bett, bei geöffnetem Fenster, in geschützten Liegehallen, auf offenem Balkon oder im Freien durch-

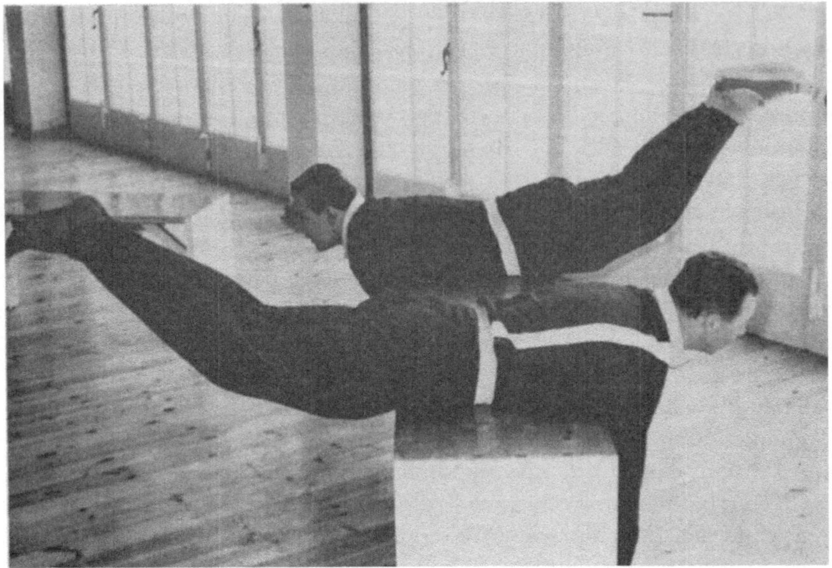

Abb. 22 *Bankgymnastik*

geführt. Der Patient wird in warme Decken eingepackt. Bedingung ist, daß er völlige Ruhe einhält. Gespräche, Lesen etc. sind zu vermeiden.
Man hat bei Liegekuren im Freien darauf zu achten, daß die Patienten nicht einer starken Sonnenbestrahlung ausgesetzt sind; der Patient darf auch nicht frieren oder schwitzen oder ein Schwächegefühl haben.

6. Psychotherapie

a) Der Einzelne

In der Annahme, daß sich unter den Patienten mit Regulationsstörungen keine Kernneurotiker befinden und auch andere schwere seelische Leiden, wie manische oder depressive Zustandsveränderungen, ausgeschlossen sind, bleibt für die Psychotherapie des Einzelfalles dennoch ein umfangreiches Aufgabengebiet. Es gilt, der fast regelmäßig bestehenden Persönlichkeitseinengung zu begegnen, die unter dem Bild der verschiedensten Randneurosen auftritt. Sie kann als Ängstlichkeit oder als grüblerische Neigung auftreten, auch als Überheblichkeit im Sinne der überschießenden Reaktionen.

b) Die Gruppe

Die Übung einer Gruppe unter Leitung des Arztes hat bereits einen bestimmten psychotherapeutischen Wert. Das gemeinsame Erlebnis, die Eingliederung in eine Gemeinschaft, die Beziehung des Arztes zur Gruppe als Mitübender ist mehr als ein psychagogischer Effekt. Die Durchführung der Übungen in entsprechend gewählter natürlicher Umgebung kann zu Situationen führen, die Spannung lösen, befreiend und euphorisierend wirken.
Auf die Bedeutung der entstehenden seelischen Korrelationen bei der Gruppentherapie wird im Schrifttum häufig hingewiesen, ohne daß dabei jedoch unbedingt der Arzt als Leiter und Gestalter des Gruppenerlebnisses erwähnt wird. Gerade das jedoch scheint uns wesentlich zu sein. Wir stehen vor der Notwendigkeit, auf das Verhalten unserer Patienten Einfluß zu nehmen, da sie im Regelfall aus eigener Kraft ihr Verhalten nicht ändern können. Die Empfehlung, der Hinweis, das Buch, der Vortrag, alles das ist ohne wesentliche Wirkung, weil der Patient nur selten daraus entsprechende Konsequenzen zieht. Der persönliche Einfluß des Arztes kann hier viel eher einen Sperrkreis durchbrechen, am leichtesten bei einer gemeinsamen Handlung.

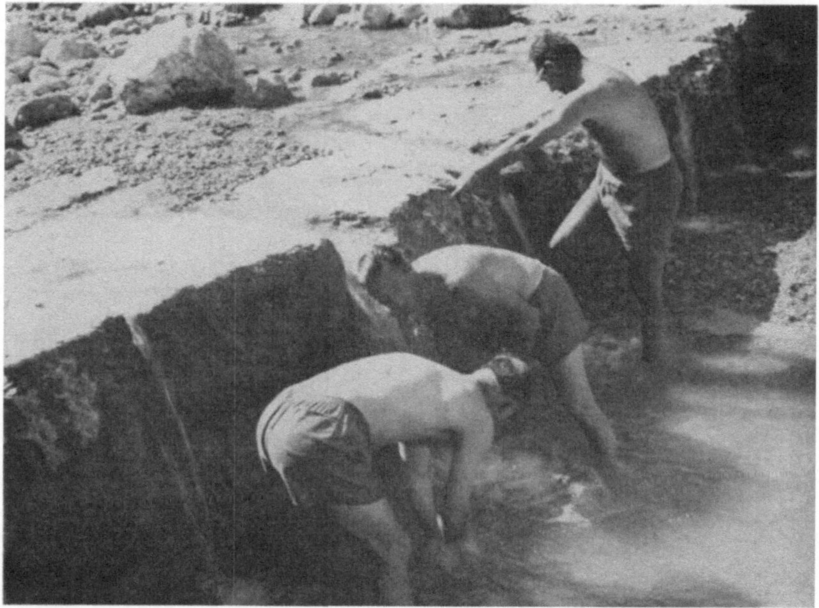

Abb. 23 *Hydrotherapie: Unter dem Wasserfall*

Um den gewünschten psychotherapeutischen Effekt bei jeder der hier aufgeführten Übungen zu erzielen, sollten stets folgende Hinweise beachtet werden.

1. Es soll bei keiner Übung eine höhere Leistung gefordert werden, als sie vom schwächsten Patienten in der Gruppe erreicht werden kann. Im Gegensatz zu den Richtlinien sportlicher Übung ist die Entwicklung der Leistungsfähigkeit des schwächsten Patienten das erste Anliegen, nicht die Leistungsfähigkeit des stärksten Patienten.
2. Durch Wechsel und Veränderung des Übungsplatzes ist die Gruppe so oft als möglich vor neue Umgebungssituationen zu stellen, um eine Abstumpfung und Gewöhnung an den Übungsablauf zu verhindern.

Eine Bereicherung gewinnt die Gruppentherapie durch das autogene Training und durch Gruppengespräche.

7. Die Terrainkur

Eine wesentliche Grundlage der modernen Behandlung einer Regulationsstörung ist die *Terrainkur* M. J. OERTELS. Er hat sie im Jahre 1885 ausführ-

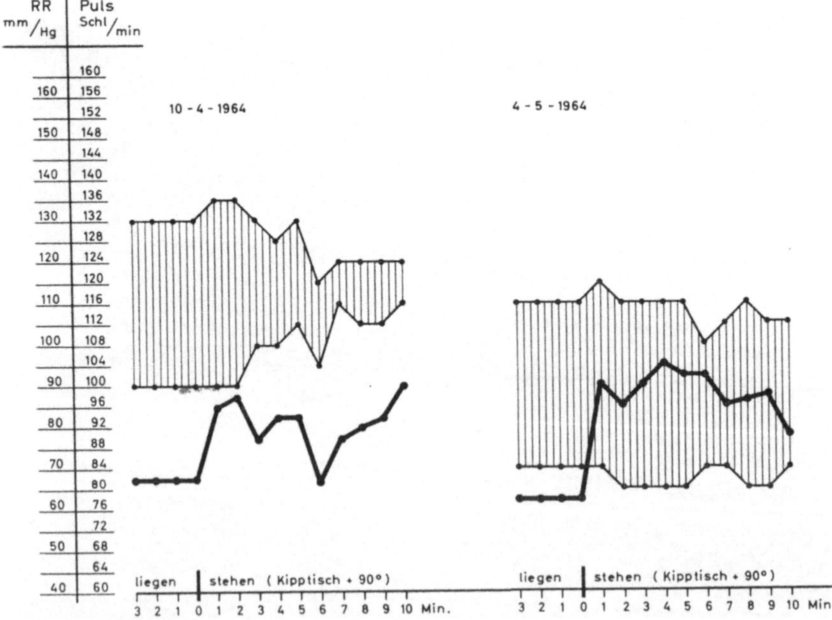

Abb. 24. *Wirkung der Terrainkur auf Pulsfrequenz und Blutdruck im Stehversuch*

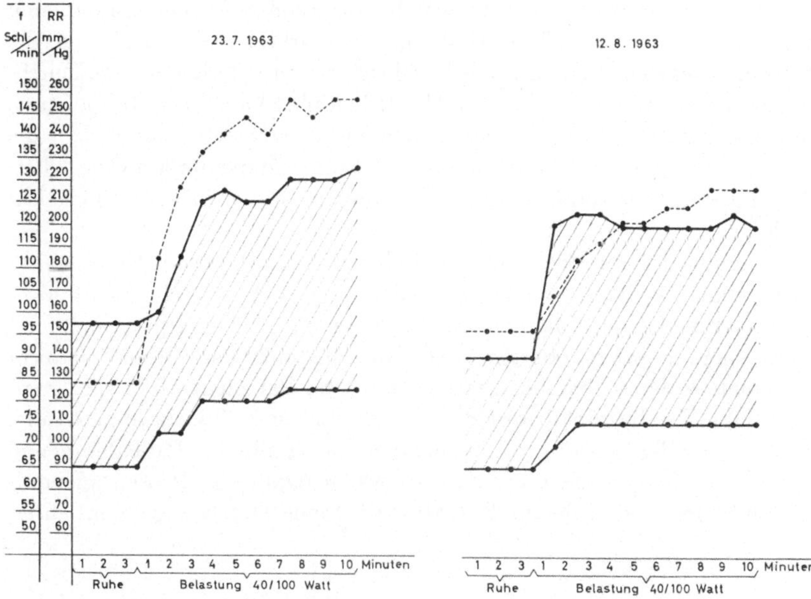

Abb. 25 *Wirkung der Terrainkur auf Pulsfrequenz und Blutdruck im Belastungsversuch*

lich beschrieben und die in ihr erzielten Behandlungserfolge bei Hypertonie und entzündlichen Herz- und Kreislaufschäden hervorgehoben.

Bei der Terrainkur handelt es sich um ein Trainingsprogramm durch wiederholte und sich steigernde Bergwanderungen. OERTEL ist bei seiner wissenschaftlichen Darstellung im wesentlichen nur auf die aktive Überwindung von Höhendifferenzen eingegangen und auf die mit dieser Leistung verbundenen Stoffwechselreaktionen. Wir haben derartige Terrainkuren in der Umgebung von Ohlstadt/Obb. nachvollzogen und sind zu der Überzeugung gekommen, daß die Belastung durch das Steigen bergan und die Überwindung von Höhendifferenzen von 200 m bis 1000 m nur ein Teil der therapeutisch wirksamen Faktoren sein kann.

Die Terrainkur bietet außer der Belastung eine Reihe von erwünschten Einwirkungsmöglichkeiten, die kaum auf eine andere Weise herbeigeführt werden können. Außer der Vielgestaltigkeit der Bewegung, der klimatischen Exposition, dem Naturerlebnis und dem sichtlich vermittelten Leistungsgefühl, z. B. beim Erreichen des Bergziels, gibt sie die Möglichkeit, den Patienten vor Aufgaben zu stellen, für die der von H. SCHULZE geprägte

Begriff der »Grenzsituation« am besten anzuwenden ist. Grenzsituationen in diesem Sinne sind die Überwindung ungefährlicher Schwierigkeiten, die Querung eines steilen Hanges, das Durchsteigen eines Bachbettes, die Durchdringung eines Walddickichts, das Abrutschen über Geröll oder Schnee usw. Also jene Möglichkeiten, die den Patienten vor eine Situation stellen, die von ihm eine gewisse Überwindung und Entscheidung fordert. Die Überwindung von Angstgefühl und der Gewinn von Sicherheit kann so erreicht werden.

Die Planung der einzelnen Terrainkur hängt wesentlich von der Geschicklichkeit des jeweiligen Leiters, im Regelfalle des Arztes, ab. Es ist nicht damit getan, daß ein planmäßiger Spaziergang oder eine programmierte Bergbesteigung auf markierten Wegen durchgeführt wird. Schon gar nicht kann man es damit bewenden lassen, daß man Patienten allein spazierengehen läßt. Die Terrainkur bedarf vielmehr einer sorgfältigen Vorbereitung. Der Arzt, der die Führung zu übernehmen hat, muß seine Patienten genau kennen, um Tempo und Länge des Weges zu regulieren, Pausen anzuordnen, zu helfen und zu leiten. Sicherlich wird eine Hilfsperson (Sportlehrer,

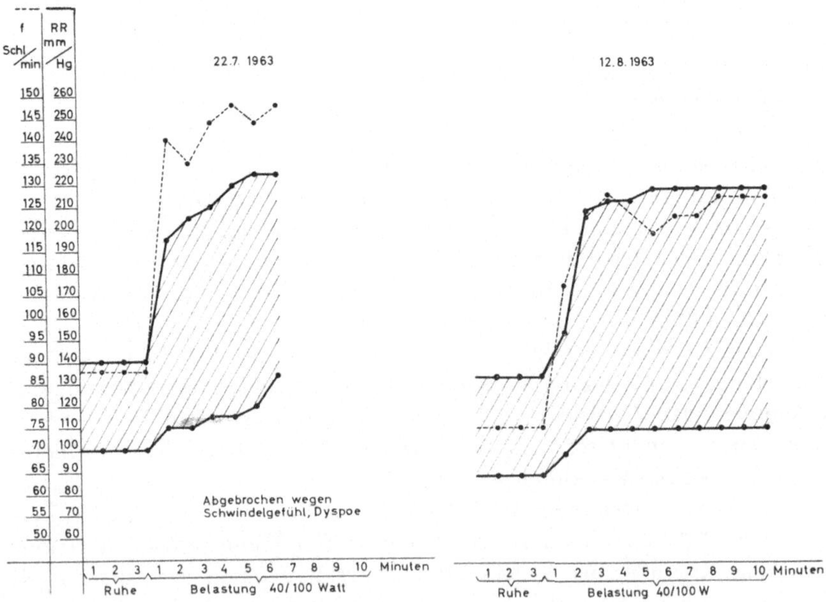

Abb. 26 *Wirkung der Terrainkur auf Pulsfrequenz und Blutdruck im Belastungsversuch*

Körpererzieher, Heilgymnast) nach entsprechender Einweisung die Terrainkur wiederholen oder in ähnlicher Weise durchführen können. Sie wird aber ihre Möglichkeiten nur ausnahmsweise ganz ausschöpfen können.

Wir beginnen im Rahmen der Gesamtkur von 4 Wochen in der ersten Woche mit Vorübungen im Gelände, bei denen nach Art des Intervalltrainings Steigungen von 30 bis 50 Höhenmetern überwunden werden. Die Übungszeit übersteigt dabei nicht eine Stunde. In der zweiten Kurwoche dehnen wir diese Übungen zeitlich auf 2 Stunden aus. Erst in der dritten und vierten Kurwoche werden größere Bergwanderungen im Sinne der eigentlichen Terrainkur durchgeführt. Insgesamt kommt es in der Woche nicht zu mehr als vier derartigen Wanderungen.

Diese Wanderungen sind sowohl als körperliche Belastung, wie auch wegen ihres seelischen Einflusses Schwerpunkte der Kur; sie werden es jedoch nur, wenn man die Patienten begleitet, sie in entsprechender Weise kontrolliert und ihnen die notwendigen Anregungen gibt. Dann läßt sich ein deutlicher Trainingseffekt nachweisen und das Selbstvertrauen und Gefühl für körperliche Leistungsfähigkeit wird gestärkt.

8. Weitere Möglichkeiten der Behandlung von Kreislaufregulationsstörungen im Kurbetrieb

Wir haben in den vorhergehenden Abschnitten den Versuch gemacht, Hinweise für die spezielle Behandlung von Kreislaufregulationsstörungen zu geben. So wurden für die Behandlung hypertoner Regulationsstörungen mehr entspannende Übungen, Bürstenmassagen, längere Wanderungen empfohlen, während für die Behandlung hypotoner Regulationsstörungen anspannende Übungen, kurzfristige Belastungen gefordert wurden.

Kohlrausch und Teirich-Leube haben gesonderte Übungsfolgen für funktionelle Herz- und Kreislaufstörungen, für die Hypotonie und Hypertonie entwickelt (Tab. 15). Beim Vergleich dieser Schemata ist eine gewisse Originalität des einzelnen Schemas hinsichtlich seiner Technik zu ersehen; in jedem Schema sind sinngemäß Aktionen und Atempausen hintereinander gestellt, wobei der Neigung zur Orthostase beim Hypotoniker durch eine Betonung von Übungen im Liegen oder Sitzen und durch eine Warnung vor Rumpfübungen etc. Rechnung getragen wird, dem Hypertoniker eine spezielle Behandlung der Haut durch Bürstung empfohlen wird und dem funktionell Gestörten eine zum Intervalltraining hinneigende Übungskette. Es ist ohne weiteres möglich, zum allgemeinen Kurplan und den damit verbundenen Gruppenübungen zusätzliche Übungsfolgen für die einzelnen Gruppen von Regulationsstörungen einzurichten; dabei ist für den Hyper-

Tabelle 15. Spezielle Übungsbehandlung einzelner Formen von Kreislaufregulationsstörungen nach Kohlrausch-Teirich-Leube

Übungsbehandlung der funktionellen Herz- und Kreislaufstörung	Übungsbehandlung der Hypertonie	Übungsbehandlung der Hypotonie
1. 10 Minuten Ruhelage mit bewußtem Entspannen	1. Atemgymnastik (Summlaute, Tiefatmung)	1. kraftvolle Muskelübungen (Widerstandsgymnastik)
2. »Gesundheitsrunde« (400 m in langsamem Tempo)	2. Abreibungen, Trockenbürstung, Massage	2. freiere Bewegungsformen (keine Rumpfschwünge)
3. 1 Minute Liegeruhe	3. Spannungsübungen (Muskelmantelspannung, Widerstandsübungen)	3. Bewegungsführung im Atemrhythmus
4. 1 Runde Steigerungsläufe	4. Entspannungsübungen (Rumpf- und Armschwünge)	4. Übungen aus Seitenlage, Vierfüßlerstand, Bauchlage
5. 3–4 Hochsprünge unter der üblichen Bestleistung	5. Entspannungsbehandlung im Atemrhythmus	5. Übungsbehandlung in senkrechter Rumpflage
6. 2 Starts	6. Stoffwechselanregende Gymnastik	6. Hockergymnastik
7. 10 Minuten Ruhelage		

toniker an Massage, Hautbürstungen und physikalische Maßnahmen zu denken, während bei Hypotonikern individuelle zweckmäßige Kraftübungen notwendig sein können.

Aus eigener Praxis wissen wir, daß ein derartiges Trainingsprogramm anstrengend ist, daß sowohl für den Träger des hypotonen wie hypertonen Syndroms eine Mischung gewisser Übungsprinzipien die sowohl an- wie entspannen, notwendig ist.

Eine Erklärung für dieses Phänomen geben Stokvis und Wiesenhütter mit folgenden Worten:

». . . im konkreten Leben gibt es keinen Gegensatz von Spannung und Entspannung, sondern nur ein mehr oder weniger an Spannungen . . .«, und noch eindringlicher: ». . . so kann eine seelische Entspannung beim autogenen Training einer objektiven Muskelentspannung entsprechen; sie braucht dies aber nicht.

Bei einzelnen Patienten erhalten wir Auskunft, daß sie Beine und Arme als ganz entspannt empfinden, während wir objektiv beobachten, daß die Strecker an Beinen und Armen immer stärker innerviert werden, so daß die Extremitäten sogar von der Unterlage in die Höhe wandern.«

Das Problem stellt sich noch komplizierter dar, wenn wir an einer anderen Stelle bei den gleichen Autoren folgenden Satz finden: »Das passende Wort, der richtige Ton, die rechte Gebärde am zutreffenden Ort entscheiden wahrscheinlich mehr als Wahl und strikte Durchführung einer scharf umgrenzten Technik.«

Das bedeutet, daß im allgemeinen eine zu spezifische Behandlung bei den genannten Formen von Kreislaufregulationsstörungen im Kurbetrieb nicht notwendig ist, sondern wir mit den besprochenen Maßnahmen und Möglichkeiten auskommen können. Die körperliche Belastung im Auf und Ab von Anspannung und Entspannung ist für den Hypotoniker wie für den Hypertoniker ein nötiges Training; das Training allein kann aber nur ein Teil der anzustrebenden Behandlung sein.

Medikamentöse Maßnahmen sind auch im Rahmen einer Übungsbehandlung notwendig und einzusetzen. Wir haben das bereits bei der Darstellung der allgemeinen therapeutischen Richtlinien betont und darauf hingewiesen, daß sie als Basistherapie zu dienen haben. So wäre es widersinnig, einem Patienten, der an vielerlei Medikamente gewöhnt ist, diese zu Beginn einer Kurbehandlung zu entziehen. Allerdings sollte im Verlauf einer Kurbehandlung ein langsamer und allmählicher Abbau angestrebt werden, je mehr der Patient durch die Übungstherapie gekräftigt, seine Regulationsmechanismen sich stabilisiert haben.

Dies trifft besonders für die hypotonen Kreislaufregulationsstörungen zu; hier wird es in den ersten Tagen der Kurbehandlung notwendig sein, tonisierende und blutdruckstabilisierende Medikamente zu verabfolgen, deren Abbau im weiteren Kurverlauf erfolgen kann.

In gleicher Weise ist bei hypertonen Kreislaufregulationsstörungen eine antihypertensive Medikation angezeigt, die jedoch in kleineren Dosen erfolgen sollte, um eine zu scharfe und stärker senkende Blutdruckwirkung zu vermeiden und das Regulationsgefüge nicht zu sehr zu belasten.

Günstig ist außerdem eine entsprechende diätetische Behandlung, wobei allerdings darauf zu achten ist, daß die Nahrung qualitativ kalorisch ausreichend ist und die Ionenbilanz gewahrt bleibt.

Eine kalorisch unterwertige Kost in Form von Obst- und Safttagen ist nicht zweckmäßig, da der Patient durch die Übungsbehandlung ziemlich in Anspruch genommen und körperlich zu stark belastet ist, so daß dadurch Stoffwechselstörungen auftreten könnten. Im allgemeinen wünscht der Patient eine gemischte, kalorisch reichhaltige Kost, während der Flüssigkeitsbedarf sich in relativ engen Grenzen halten läßt. Auf jeden Fall führen entsprechende Diät und Übungsbehandlung zu einer potenzierten Wirkung auf den erhöhten Blutdruck.

Oft ist eine Stützung des Herzens durch Digitaloide II. Ordnung angezeigt und von Nutzen. In diesem Sinne haben sich z. B. Miroton, Crataecyma, Crataegutt beim Altersherzen und den verschiedenen Aufbrauchkrankheiten des Herzens als günstig erwiesen.

Ein besonders interessantes Problem stellt die kombinierte Behandlung der koronaren Minderdurchblutung dar. Wir wissen einerseits, daß eine dosierte Bewegungstherapie in der Lage ist, einen günstigen Einfluß auf die Entwicklung eines Kollateralkreislaufes auszuüben. Die Steigerung der Durchströmung ist ein intensiver Reiz für die Entwicklung von Kollateralen, wie die häufig zitierten Tierversuche ECKSTEINS bewiesen haben. Aus pharmakologisch- und klinisch-experimentellen Untersuchungen ist weiterhin bekannt, daß auch bestimmte Pharmaka in der Lage sind, einen ähnlichen Reiz auf das Koronargefäßsystem auszuüben. So ist durch experimentelle Untersuchungen am Kollateralkreislauf von Hunden ein Wachstumsreiz durch Persantin nachgewiesen worden. Bei einer genügend lang durchgeführten Persantintherapie liegt hier der besondere Wert der Medikation. Andererseits besitzt Persantin einen leistungssteigernden Effekt, wie in einigen spiroergometrischen Untersuchungen nachgewiesen werden konnte. Eine kombinierte Behandlung im Sinne einer dosierten Bewegungstherapie und medikamentösen Einwirkung auf die Koronarien muß demnach von potenzierter Wirkung sein und führt zu einer intensiveren Wirkung, als es durch eine einzige Maßnahme allein erfolgen kann. Mit einer derartigen Kombinationsbehandlung konnten in mehreren Fällen die Erfolge der Bewegungstherapie verbessert und verstärkt werden.

Was den Gebrauch von Sedativen bzw. Schlafmitteln betrifft, so sind diese ebenfalls zu Beginn der Kurbehandlungen erforderlich. Gerade da kommt es, bedingt durch die klimatische Umstellung, den andersartigen Tagesrhythmus, die verschiedenen Einflüsse, zu vegetativen Entgleisungen und Krisen, die sich besonders in Form von Schlaflosigkeit, starker Müdigkeit und dem Gefühl, doch nicht einschlafen zu können, äußern. Hier ist die Verabfolgung von leichten Entspannungsmitteln, Einschlafmitteln usw. durchaus indiziert und so lange fortzusetzen, bis die natürliche Müdigkeit und Erschöpfung einen gesunden Schlaf herbeiführt.

Diese Beispiele mögen zeigen, wie und in welcher Weise die medikamentöse Therapie im Rahmen einer Übungsbehandlung eingesetzt werden kann und welche zusätzlichen Möglichkeiten sich hier im Rahmen der Gesamttherapie ergeben.

Literatur

Amerling, W.: Klimatische Behandlung. Wesen der Klimabehandlung (Verfahren und Dosierung). Handbuch der Bäder- und Klimaheilkunde. Hrsg.: W. Ameling; A. Evers. Stuttgart 1963

Beckmann, P.; Walinski, W.; Werth, Chr. de: Internistische Übungsbehandlung. Technik und Organisation in speziellen Heilverfahren. Stuttgart 1961

Beckmann, P.: Die Kur der Kreislaufgeschädigten gestern und heute. Die Ersatzkasse 4, 77, 1958

Beckmann, P.: Rehabilitation und Frühheilverfahren für Kreislaufgeschädigte. Münch. Med. Wschr. 11, 426, 1958

Beckmann, P.: Der Arzt und das Problem der Zivilisationsschäden. Ärztl. Mittlg. 20, 820, 1958

Beckmann, P.: Frühheilverfahren für Kreislaufgeschädigte als ärztliche Aufgabe. Ärzteblatt f. Baden-Württemberg 9, 1958

Beckmann, P.: Arbeitsbereiche der medizinischen Rehabilitation. Die Ersatzkasse 39, 205, 1959

Delius, L.: Vegetative Regulationsstörungen des Herzens und des Kreislaufs. Zeitschr. f. Kreislf.-Forschg. 47, 346, 1958

Delius, L.: siehe Uhlenbruck, P., Praxis der Herz- und Kreislaufkrankheiten. München 1964

Faust, I.: Aktive Entspannungsbehandlung. Stuttgart 1954

Grinberg, L.: Psychoanalytische Gruppentherapie. Stuttgart 1960

Heiß, F.; Franke, K.: Der vorzeitig verbrauchte Mensch. Stuttgart 1964

Hochrein, M.: Gesunderhaltung und Wiedergesundung. Prophylaxe und Rehabilitation. Zusammengestellt aus den Vorträgen des 5. Saarländisch-pfälzischen Internistenkongresses in Bad Dürkheim und den Arbeiten der Medizinischen Klinik der Städtischen Krankenanstalten Ludwigshafen a. Rh. München-Gräfelfing 1962

Kohlrausch, W.: Der Einfluß systematischer dosierter Übungsbehandlung auf Sanatoriumspatienten jenseits des 55. Lebensjahres. Z. angew. Bäder- u. Klimaheilk. 6 (1959) Nr. 2, S. 134–140

Kraus, H.; Raab, W.: Erkrankungen durch Bewegungsmangel. Hypokinetic Disease. Hrsg. u. übers. Peter Beckmann. München 1964

Nesswetha, W.; Nathusius, W. v.: Untersuchungen über die prophylaktische und therapeutische Bedeutung der Terrainkur bei Regulationsstörungen des Kreislaufes der Industriearbeiter. Int. J. f. prophyl. Med. u. Sozialhyg. 4 (1960) Nr. 6, S. 1–6

Oertel, M. J.: Therapie der Kreislaufstörungen. Leipzig 1884

Pflüger, N.: Haben Terrain-Kuren heute noch Berechtigung? Med. Welt (1933) Nr. 29, S. 1–6

Schliephake, E. u. Mitarbeiter: Physikalische Therapie. Bern, Stuttgart 1958

Schmitt, J. L.: Atemheilkunst. München 1956

Schultz, I. H.: Das Autogene Training. Stuttgart 1960

Stokvis, B. u. Wiesenhütter, E.: Der Mensch in der Entspannung. Stuttgart 1961

Zeiß, H. W. u. Pintschovius, K.: Zivilisationsschäden am Menschen. München 1944

XII. AUSBLICK

Wir haben uns vorwiegend mit der aktiven Therapie der Kreislaufregulationsstörung befaßt, jedoch angedeutet, daß das Indikationsgebiet der von uns besprochenen therapeutischen Maßnahmen nicht allein auf die erörterten Krankheitsformen beschränkt bleiben muß, sondern auf zahlreiche Krankheitsbilder der inneren Medizin anwendbar ist.

An erster Stelle ist hier der *Diabetes mellitus* zu nennen, für den KATSCH eine vorbildliche aktive Übungstherapie entwickelt hat. Körperliche Bewegung übt einen günstigen Einfluß auf die Stoffwechsellage des leichten wie mittelschweren Diabetes aus. Im Klinikmilieu fehlt diese Bewegung; der Diabetiker wird oft unter Bedingungen »eingestellt«, die in deutlichem Gegensatz zu den Erfordernissen des Alltages stehen. Körperliche Betätigung ist im besonderen Maße in der Lage, die allgemeine Leistungsfähigkeit zu beeinflussen und darüber hinaus insulinsparend zu wirken. Dadurch wird eine Verhütung des Leistungsverfalles bewirkt, der Patient fühlt sich als durchaus gleichwertiges Glied der Gesellschaft und ist in der Lage, für viele Jahre produktiv tätig zu sein.

Ein weiteres wichtiges Indikationsgebiet stellt die Therapie der *Fettsucht* dar. Viele Fettsuchtkranke weisen einen verminderten Bewegungsdrang auf, der die Entstehung der Fettsucht begünstigt. Hier vermag aktive Bewegung eine Wendung herbeizuführen, wobei jedoch zu berücksichtigen ist, daß die Art der Bewegung spezifisch sein muß. KOHLRAUSCH hat zeigen können, daß es beim Fettsüchtigen und auch beim Fettleibigen nur dann zu deutlichen Gewichtsverlusten kommt, wenn die Bewegung auffallend langsam, aber als Dauerleistung ausgeführt wird.

Es empfiehlt sich, die Behandlung zunächst in der Klinik zu beginnen und nach 2–3 Wochen die aktivierende Behandlung anzuschließen. Gerade die Einschränkung des Nahrungskonsums wirkt sich zu Beginn auf die Kreislaufregulation dysregulierend aus, so daß eine Festigung des Regulationsgefüges durch die besprochenen Maßnahmen erreicht werden muß. Eine Einschränkung der Kalorienzufuhr und ein entsprechendes diätetisches Regime bewirken zusammen mit aktiver Übungstherapie eine weitere Reduzierung des Körpergewichtes und führen zu weitgehender Besserung des Krankenbildes.

BROGLIE hat 1962 die Frage aufgeworfen, ob beim unkomplizierten *Ulcus ventriculi und duodeni* sowie bei den *Gastritiden jüngerer Menschen* die fast ausschließlich betriebene klinische Ruhigstellung unter extremer Schondiät die optimale Therapie darstellt. Es gibt sicherlich einen erheblichen Teil von Patienten, die durch die übliche mehrwöchige Bettruhe, die damit erzwungene körperliche und geistige Untätigkeit Schaden leiden und deren Regulationsgefüge dadurch weiter in Unordnung gerät. Leider sind Erfahrungen mit vorsichtig dosierter, lockernder, aktivierender Übungstherapie mit ihren vegetativ regulierenden Einflüssen bei Gastritikern und Ulcuskranken in Deutschland nicht gesammelt.

LESKOVAR hat jedoch in einer jugoslawischen Heilstätte mit Körperübungen als Morgengymnastik und dosierten Nachmittagsspaziergängen außerordentlich gute Ergebnisse sammeln können und diese Behandlungsform als aktive Behandlungsmaßnahme in die Therapie einbezogen. Es besserten sich nach seinen Aussagen sowohl die Schmerzanfälle, die allgemeine Stimmungslage, Körpergewicht, Allgemeinbefinden wie auch der objektive Krankheitsbefund.

Der Einfluß der aktiven Therapie bei hypertoner Kreislaufregulationsstörung wurde eingehend beschrieben und dargestellt. Auch bei anderen Hypertonieformen ist eine, allerdings vorsichtig dosierte Übungsbehandlung am Platze. Wie häufig erleben wir es in der Klinik, daß der Hypertoniker unter antihypertensiver Medikation vegetativ entgleist und die Einstellung des Blutdruckes auf ein neues Blutdruckniveau das ganze Beschwerdenbündel kompliziert. Gerade hier ist eine aktive Therapie notwendig, die zunächst einmal eine Stabilisierung des Regulationsgefüges bewirkt und schließlich die Einwirkung medikamentöser wie diätetischer Maßnahmen verstärkt. Wenn REINDELL bei Hypertonikern zur Vorsicht mahnt, da durch ein Zuviel an Bewegung die Gefahr extensiver Blutdrucksteigerung gegeben sei, so sind unter diesem Zuviel insbesondere Ballspiele und unkontrollierte Körperleistungen zu verstehen, die nicht zum eigentlichen Programm der Übungsbehandlung im klinischen Sinne gehören.

Gerade die entspannende Gymnastik, Übungen im Sinne des autogenen Trainings etc. führen zu deutlicher und anhaltender Wirkung auf die Blutdrucklage.

Dies gilt in gleicher Weise für die *Infarktnachbehandlung*. Hier kommt der Bewegungstherapie eine entscheidende Bedeutung zu. (v. Gottheiner)

Ärztliche Aufgabe ist es, dem Patienten wieder Vertrauen zu seinen Organen und zu sich selbst zu geben. Durch dosierte, sich langsam steigernde Bewegungstherapie erlebt der Kranke eine Steigerung seines körperlichen Leistungsvermögens und Lebensgefühles. Bei aktiver Mithilfe des Patienten, bei genügender Einsatzbereitschaft und Einsicht können dabei sogar Leistungen erzielt werden, wie sie früher bei einem Herzinfarktpatienten nicht für möglich gehalten worden sind. Voraussetzung aber ist auch hier die Stellung einer genauen Leistungsdiagnose, an die sich auch der Patient halten kann und die ihm die Sicherheit gibt, daß bei ihm die durchzuführenden Maßnahmen kritisch objektiviert werden können.

Das Indikationsgebiet der Übungsbehandlung ließe sich ausdehnen auf weitere Krankheitsbilder, das *Bronchialasthma* und *Emphysem*, die *Enteroptose* und vor allem auf die zahlreichen Aufbrauchs- und *Alterskrankheiten*.

Ein besonderer Vorzug der Übungsbehandlung ist die Mitarbeit des betreuenden Arztes, die Anregung, das Beispiel, das er gibt. Hier liegt sicherlich ein großer Teil des Erfolges einer solchen Therapie begründet. Es leuchtet ohne weiteres ein, daß der Arzt seinen Patienten individueller und vor allem gezielter betreuen kann, wenn er sich über dessen Leistungsstand, den Grund der vorhandenen Störungen und Schädigungen noch besser informiert ist und die Möglichkeit hat, die Bemühungen des Patienten zu objektivieren und notfalls zu kontrollieren. Jedes Übertraining wird sich wie jede falsche Schulung in einer Störung der Regulation und Koordination und in Abweichungen einzelner Ventilations- und Kreislaufgrößen widerspiegeln. Aber auch der Patient wird wiederum zu seinen Organen und sich selbst Vertrauen gewinnen, wenn er auf der Grundlage einer gesicherten Diagnose allmählich eine Zunahme seiner Körperkräfte, einen ruhigeren Puls oder eine Senkung seines Blutdruckes feststellt und an sich selbst eine Besserung vorhandener Symptome spürt. Gerade dann wird er mit noch größerem Eifer sich aktiv um eine Wiederherstellung seiner Gesundheit bemühen.

Die Übungsbehandlung als präventive oder rehabilitative Medizin ist ein medizinischer und sozialer Fortschritt, der jenen Menschen zugute kommt, die am stärksten unter den Einwirkungen der modernen Technik zu leiden haben.

Das wachsende Interesse der Schulmedizin an dem Gesamtkomplex der Wiederherstellungsverfahren auf dem Gebiet der Regulationsstörung des Herzens und des Kreislaufs entspricht der dringenden Notwendigkeit, hier eine grundsätzliche Hilfe zu leisten.

Literatur

Broglie, M.: Internistische Übungsbehandlung aus klinischer Sicht. Ärztl. Dienst Dtsch. Bundesbahn (1962) Nr. 9, S. 260–263

Gottheiner, V.: Die Renaissance des Zivilisationskranken und die Wiederherstellung des Herz-Gefäß-Leidenden durch maximale körperliche Übung. Die Rehabilitation, 1964, H. 4 S. 172–181

Hollmann, W.: Die klinische Bedeutung der Bewegungstherapie bei Herzkranken. Med. Welt (1962) Nr. 12, S. 635–639

Katsch, G.: Warum Rehabilitation? Therap. Woche (1961) S. 439–441

Kohlrausch, W.: Enteroptose und Bewegungstherapie. Med. Welt (1962) Nr. 2, S. 91–94

Kohlrausch, W.: Physikalische Therapie der Fettsucht. Med. u. Ernährg. Sonderheft Fettsucht, S. 36–39

Leskovar, R.: Terrainkur und Gymnastik als Heilfaktoren bei Leber-, Galle- und Magenkrankheiten. Med. Welt (1961) Nr. 34, S. 1692–1696

Reindell, H.; König, K.; Klepzig, H.; Schildge, E.: Zur Frage der Bewegungstherapie bei funktionellen und organischen Kreislauferkrankungen. I, II, III. Med. Welt (1960) Nr. 1, S. 26–31. Med. Welt (1960) Nr. 2, S. 106–108 u. S. 111–115. Med. Welt (1960) Nr. 4, S. 210–215